身体運動科学アドバンスト

東京大学大学院総合文化研究科
身体運動科学研究室
 編集

株式
会社 杏林書院

著者 （執筆順）

佐々木一茂　東京大学大学院総合文化研究科身体運動科学研究室准教授（1章）
久保啓太郎　東京大学大学院総合文化研究科身体運動科学研究室准教授（2章）
八田　秀雄　東京大学大学院総合文化研究科身体運動科学研究室教授（3章）
寺田　　新　東京大学大学院総合文化研究科身体運動科学研究室准教授（4章）
中澤　公孝　東京大学大学院総合文化研究科身体運動科学研究室教授（5章）
柳原　　大　東京大学大学院総合文化研究科身体運動科学研究室教授（6章）
工藤　和俊　東京大学大学院総合文化研究科身体運動科学研究室准教授（7章）
深代　千之　日本女子体育大学学長（8章）
吉岡　伸輔　東京大学大学院総合文化研究科身体運動科学研究室准教授（9章）
竹下　大介　東京大学大学院総合文化研究科身体運動科学研究室准教授（10章）
福井　尚志　東京大学大学院総合文化研究科身体運動科学研究室教授（11章）
今井　一博　東京大学大学院総合文化研究科身体運動科学研究室准教授（12章）
笹井　浩行　東京都健康長寿医療センター研究所自立促進と精神保健研究チーム（13章）

序　文

　本書は，東京大学大学院総合文化研究科身体運動科学研究室のメンバーによる専門書である．東京大学駒場キャンパスにある教養学部では，戦後の新制大学開始から，体育学研究室が実技授業を主体とした教育と研究を行ってきた．そして1993年に大学院生命環境科学系の中に運動科学のコースが設置され，大学院生の教育と研究が始まったことで，大きく発展した．そのときから研究室は，身体運動科学研究室という名称を用いている．またこの大学院化以降もそれまで同様に，大学1〜2年生を主とする実技授業，また講義である身体運動科学の授業を行ってきている．その実技授業での教育方法の1つとして教科書「教養としての身体運動・健康科学」を作成し用いてきている．幸いに運動の重要性が社会に広く認知されてきていることもあり，身体運動科学に対する関心の高まりはあるといえる．そこで卒業研究，大学院生の教育研究，また身体運動科学の発展のためにも，基礎的な大学1〜2年生向け教科書だけでなく，もうすこし専門的な概説書の必要性もあるのではないかと感じられてきた．そこで企画されたのが本書である．

　本書は研究室のメンバー全員が，自分の専門の中でも重視する内容を概説するという立場で執筆している．自分の専門分野を広く取り上げる立場での執筆は必ずしもされていない．そこで身体運動科学の分野をできるだけ満遍なく取り込む，という視点では構成されてはいないことになる．一方身体運動科学研究室はこれまで，1〜2年生に基礎的な授業を行うこともあり，各教員による研究分野があまり1つに偏ることのないようにする，ということを考えて運営されてきている．したがって結果として本書の内容は，ある1つの専門的内容を深く学ぶというよりは，身体運動科学を専門として学び研究しようとする学生にとって，広く知っておいて欲しい内容を示しているといえよう．

　具体的には，本書は第I部運動生理学，第II部スポーツバイオメカニクス，第III部スポーツ医学・疫学からなっている．第I部は広い意味での運動生理学で，細かくいえば，筋生理学，エネルギー代謝と栄養，脳と運動制御関連の内容にわかれる．第II部はスポーツバイオメカニクスの基礎，発展，応用である．第III部はスポーツ医学に加えて，本研究室で行った疫学研究についても触れられている．

　近年研究がどんどん細分化され，本来は近いはずの分野の専門内容がわからないということがあり得るようになってきた．一方で身体運動科学は，運動といういろいろな要素が関係し合って成り立っている現象を取り扱っているのであるから，広い視点から考えるということは重要である．本書がその一助になれば，幸いである．もちろんある自分の関心関係のある分野を深く学ぶ一助となるとしたら，それも喜ばしいことである．

　　　2020年4月6日

　　　　　　　著者を代表して
　　　　　　　東京大学大学院総合文化研究科身体運動科学研究室　　八田秀雄

CONTENTS

第Ⅰ部　運動生理学

1章　ヒト生体内での骨格筋の収縮特性 ……………………………………… 2

　1. 生体内での筋収縮－静的特性－ ……………………………………………… 2

　　1）関節角度－トルク関係 ………………………………………………… 2

　　2）関節角度－トルク関係を規定する要因 ……………………………… 3

　　　（1）等尺性最大張力 ………………………………………………… 3

　　　（2）解剖学的要因 …………………………………………………… 4

　　　（3）筋の長さ－力関係 ……………………………………………… 5

　　　（4）その他の要因 …………………………………………………… 6

　　3）ヒト生体筋における長さ－力関係の推定 …………………………… 7

　2. 生体内での筋収縮－動的特性－ ……………………………………………… 8

　　1）関節トルク－角速度関係 ……………………………………………… 8

　　2）関節トルク－角速度関係を規定する要因 …………………………… 9

　　　（1）筋の力－速度関係 ……………………………………………… 9

　　　（2）解剖学的要因 …………………………………………………… 11

　　　（3）筋線維組成 ……………………………………………………… 11

　　　（4）筋　温 …………………………………………………………… 11

　　　（5）その他の要因 …………………………………………………… 12

　　3）ヒト生体筋における力－速度関係の推定 …………………………… 13

2章　ヒト生体における腱の力学的特性と血液循環 …………………… 15

　1. 腱の力学的特性の測定 ………………………………………………………… 15

　2. 身体運動における腱の役割 …………………………………………………… 18

　　1）伸張－短縮サイクル運動中の筋線維および腱の動態 ……………… 18

　　2）パフォーマンスと腱特性との関係 …………………………………… 20

　3. さまざまなトレーニングに伴う腱の力学的特性の変化 ………………… 21

　　1）等尺性トレーニング …………………………………………………… 22

　　2）プライオメトリックス ………………………………………………… 23

　　3）伸張性トレーニング …………………………………………………… 24

　4. 腱の血液循環 …………………………………………………………………… 25

　　1）腱の血液循環の測定法 ………………………………………………… 25

　　2）温　熱 …………………………………………………………………… 25

　　3）鍼 ………………………………………………………………………… 26

3章　高強度運動におけるエネルギー代謝 ……………………………………… 29

　1. 糖を中心に考える …………………………………………………………… 29

　　1）運動時のエネルギー供給を新たな視点で……………………………… 29

　　2）乳酸は糖分解の高進でできる………………………………………… 29

　　3）糖分解と呼ぶ……………………………………………………………… 30

　　4）酸素が足りないのか……………………………………………………… 30

　　5）分解活性の高さで誤解が生じる………………………………………… 31

　　6）中距離走の後半は酸素消費で走っている……………………………… 32

　2. 糖分解の特性から考える …………………………………………………… 33

　　1）糖分解ではエネルギー供給に大きくは貢献できない………………… 33

　　2）糖分解は過剰に起きている……………………………………………… 34

　　3）過剰に糖分解が起きてまた収まるの繰り返し………………………… 34

　　4）糖の量は多くない………………………………………………………… 35

　　5）グリコーゲンが低下するとダッシュもできなくなる………………… 36

　3. 乳酸の代謝 …………………………………………………………………… 37

　　1）できた乳酸はすぐに使われる…………………………………………… 37

　　2）乳酸輸送担体 MCT もかかわっている ………………………………… 37

　　3）乳酸はミトコンドリアを増やすシグナル……………………………… 38

　　4）乳酸が最終産物とするのも誤解の元…………………………………… 39

　4. 3つの系で考える問題点 …………………………………………………… 40

　　1）運動時のエネルギー供給は3つの系？………………………………… 40

　　2）クレアチンリン酸………………………………………………………… 40

　　3）3つの系はそれぞれが独立したシステムではない ………………… 41

　　4）糖の視点が必要………………………………………………………… 41

4章　スポーツ選手のための食事戦略 ………………………………………… 44

　1. 持久系競技選手のための食事戦略 ………………………………………… 44

　　1）運動時のエネルギー源…………………………………………………… 44

　　2）レース・試合前における糖質摂取 …………………………………… 44

　　3）レース・試合中における糖質摂取 …………………………………… 47

　　4）レース・試合後における糖質摂取 …………………………………… 47

　　5）日々のトレーニングにおける糖質の摂取量…………………………… 48

　2. 筋力系競技選手のための食事戦略 ………………………………………… 49

　　1）骨格筋肥大とたんぱく質摂取…………………………………………… 49

　　2）たんぱく質の摂取量……………………………………………………… 51

　　3）たんぱく質摂取のタイミング…………………………………………… 52

　　4）プロテインサプリメントの効果………………………………………… 53

　　5）減量・けがによる骨格筋の萎縮とたんぱく質 ……………………… 54

5章　障害とスポーツ・身体運動 ……………………………………………… 57

1. 障害者スポーツの歴史とパラリンピック ……………………………… 57
   1）障害者スポーツの発祥 …………………………………………… 57
   2）パラリンピックの発祥と発展 …………………………………… 58

2. 障害がある人の運動参加 ……………………………………………… 59
   1）adapted physical activity，adapted sports ……………………… 59
   2）パラリンピック種目にみる障害者の運動参加の可能性 …………… 59
   3）障害者にとっての運動の意義 …………………………………… 60
   4）代表的な障害と運動参加の実際 ………………………………… 62
   　　（1）パーキンソン病 …………………………………………… 62
   　　（2）脳血管障害 ………………………………………………… 62
   　　（3）ポリオ ……………………………………………………… 63
   　　（4）脊髄損傷 …………………………………………………… 63
   　　（5）脳性麻痺 …………………………………………………… 64

3. 障害を有するアスリートの脳とリハビリテーション ………………… 65
   1）義足のアスリート ………………………………………………… 65
   2）先天性上肢欠損アーチェリー選手 ……………………………… 68
   　　（1）fMRI 実験 ………………………………………………… 68
   　　（2）TMS 実験 ………………………………………………… 69
   　　（3）機能テスト ………………………………………………… 69

4. まとめ ……………………………………………………………… 70

6章　姿勢および歩行の適応制御における小脳の役割 ……………………… 72

1. 姿勢の適応制御における小脳の役割 ………………………………… 73

2. 歩行の適応制御における小脳の役割 ………………………………… 77
   1）歩行の神経制御機構における脊髄小脳ループ …………………… 77
   2）回転棒課題と小脳障害 …………………………………………… 81
   3）障害物回避歩行課題と小脳障害 ………………………………… 84
   4）分離型トレッドミル上での歩行の適応学習課題と小脳障害 ……… 85

7章　運動スキルの発達と階層構造 ……………………………………………………… 90

　1. 乳児の運動発達 …………………………………………………………………… 90

　2. 運動構築の階層性 ………………………………………………………………… 91

　3. 緊張のレベル ……………………………………………………………………… 93

　　1）心身の緊張とパフォーマンス………………………………………………… 93

　　2）脱力という熟練スキル………………………………………………………… 94

　　3）投球における体幹筋の役割…………………………………………………… 94

　4. 筋−関節リンク(シナジー)のレベル ………………………………………… 95

　5. 空間場のレベル …………………………………………………………………… 96

　　1）正確な運動制御と空間情報知覚……………………………………………… 96

　　2）正確な投球を支える身体自由度の協調（コーディネーション）………… 97

　6. 行為のレベル ……………………………………………………………………… 98

　　1）リスクへの対処………………………………………………………………… 98

　　2）認知バイアス…………………………………………………………………… 99

第Ⅱ部　スポーツバイオメカニクス

8章　力学が紐解くスポーツ動作のエッセンス ……………………………………… 104

　1. スポーツバイオメカニクスの魅力 …………………………………………… 104

　2. バイオメカニクスとは ………………………………………………………… 106

　3. バイオメカニクスの基礎−力学の研究史− ………………………………… 107

　4. スポーツバイオメカニクスの研究史 ………………………………………… 108

　5. スポーツバイオメカニクスの視点 …………………………………………… 110

　6. キネマティクスとキネティクス ……………………………………………… 111

　7. 順ダイナミクスと逆ダイナミクス …………………………………………… 112

　8. モーションキャプチャによる動作解析 ……………………………………… 113

　9. バイオメカニクスにおける測定・分析・評価 ……………………………… 115

9章　技術発展から探るスポーツ動作解析 …………………………………………… 118

　1. ジャンプ動作のシミュレーション …………………………………………… 119

　2. 慣性センサを用いた動作計測 ………………………………………………… 122

　3. マーカーレスモーションキャプチャ ………………………………………… 126

　4. まとめ …………………………………………………………………………… 129

10章　力学からみた体のバネの活かし方と機械学習を用いたアプローチ……… 131

1. 体のバネを活かすとは−強制振動の理論に基づいた最適な動作の予測−… 131
   1）この節の要点…………………………………………………………… 131
   2）バネと重りの系………………………………………………………… 132
   3）バネと重りに収縮要素を加えた系…………………………………… 133
   4）運動のパフォーマンス向上につなげるには………………………… 137
   5）先行研究との比較……………………………………………………… 138
   6）周期的な運動中にみられる共振……………………………………… 138
   7）本節で用いたモデルについて………………………………………… 140
2. スポーツバイオメカニクスと機械学習……………………………………… 140
   1）機械学習とは何か……………………………………………………… 140
   2）機械学習の主な分類…………………………………………………… 141
   3）教師あり学習の例−サポートベクトルマシンを用いた歩行データの分類−… 141
   4）強化学習の例−深層強化学習を用いた走行のシミュレーション−……… 143
   5）さらなる学習のために………………………………………………… 144
   付節1）筋腱複合体の運動方程式の導出 ……………………………… 145
   付節2）筋腱複合体の初期条件について ……………………………… 146
   付節3）接地時間の導出 ………………………………………………… 147

第Ⅲ部　スポーツ医学・疫学

11章　靭帯と半月の機能と損傷・修復……………………………………… 152

1. 関節の基本構造………………………………………………………………… 152
2. 靭　帯…………………………………………………………………………… 152
   1）靭帯の構造……………………………………………………………… 153
   2）靭帯の骨付着部の構造と機能………………………………………… 155
   3）靭帯の組成……………………………………………………………… 157
   4）靭帯の力学的な性質…………………………………………………… 157
   5）靭帯の損傷と修復……………………………………………………… 158
     （1）炎症期…………………………………………………………… 158
     （2）増殖期…………………………………………………………… 159
     （3）改変期…………………………………………………………… 160
   6）靭帯の修復に関与する要因と今後の展望…………………………… 160
3. 半　月…………………………………………………………………………… 161
   1）半月の解剖と機能……………………………………………………… 161
   2）半月の血行……………………………………………………………… 163
   3）半月の構成と微細構造………………………………………………… 163
   4）膝関節の運動と半月の動き…………………………………………… 165
   5）半月損傷と修復………………………………………………………… 166

12章　メディカルチェック ……………………………………………………… 169

　1. メディカルチェックとは ………………………………………………………… 169
　2. メディカルチェックの目的 …………………………………………………… 170
　3. 内科的メディカルチェック …………………………………………………… 171
　　1）内科的メディカルチェックの目的と概要………………………………… 171
　　2）内科的メディカルチェックの実際………………………………………… 173
　　　（1）問　診………………………………………………………………… 173
　　　（2）医師による診察……………………………………………………… 173
　　　（3）基本検査……………………………………………………………… 173
　　　（4）特殊検査……………………………………………………………… 175
　　　（5）運動・スポーツ参加判定 ………………………………………… 175
　　　（6）フィードバックと健康管理………………………………………… 176
　4. 整形外科的メディカルチェック ……………………………………………… 177
　　1）整形外科的メディカルチェックの目的と概要………………………… 177
　　2）整形外科的メディカルチェックの実際………………………………… 177
　　　（1）問　診………………………………………………………………… 177
　　　（2）四肢・体幹のアライメントチェック ……………………………… 177
　　　（3）関節弛緩性テスト…………………………………………………… 178
　　　（4）タイトネステスト…………………………………………………… 179
　　　（5）運動器のチェック…………………………………………………… 179
　　　（6）フィードバック……………………………………………………… 181
　　3）整形外科的メディカルチェックの展望………………………………… 181

13章　身体運動の疫学研究 ……………………………………………………… 183
1. 疫学という用語と身体運動科学での役割 ………………………………… 183
2. 身体運動科学における疫学の定義と特徴 ……………………………… 184
　1）集団を対象とする ……………………………………………………… 184
　2）因果関係を追求する …………………………………………………… 184
　3）機序解明を必ずしも追求しない ……………………………………… 186
3. 疫学研究の型 ……………………………………………………………… 187
　1）観察研究 ………………………………………………………………… 188
　　（1）現状を把握する記述疫学研究 …………………………………… 188
　　（2）集団を単位とした生態学的研究 ………………………………… 188
　　（3）仮説をつくる横断研究 …………………………………………… 190
　　（4）因果関係に迫るコホート研究 …………………………………… 190
　2）介入研究 ………………………………………………………………… 192
　　（1）問題点の多い単群試験 …………………………………………… 192
　　（2）仮説を検証する非ランダム化比較試験・証明するランダム化比較試験 … 193
　　（3）ランダム化比較試験の特殊な型 ………………………………… 194
　3）統合研究 ………………………………………………………………… 194
　　（1）知見を集めて整理する叙述的総説・系統的総説・メタ解析 ……… 195
　　（2）推奨メッセージをつくるガイドライン作成 …………………… 196
4. 身体運動科学における疫学の学習機会：まとめに代えて …………… 197

索　引 ……………………………………………………………………… 200

第 I 部
運動生理学
EXERCISE PHYSIOLOGY

1章　ヒト生体内での骨格筋の収縮特性
2章　ヒト生体における腱の力学的特性と血液循環
3章　高強度運動におけるエネルギー代謝
4章　スポーツ選手のための食事戦略
5章　障害とスポーツ・身体運動
6章　姿勢および歩行の適応制御における
　　　小脳の役割
7章　運動スキルの発達と階層構造

1章 ヒト生体内での骨格筋の収縮特性

　骨格筋（筋）は，生体のエネルギー通貨であるアデノシン三リン酸（ATP）のもつ化学的エネルギーを力学的エネルギーに変換する一種の巨大な分子機械であり，その構造が収縮（縮む方向に力を発揮すること）のために高度に特殊化された器官である．近年の研究から，筋が生体内で果たす役割は従来考えられていた以上に多様であることが明らかになりつつあるものの，身体運動の起点となる筋収縮がその本質的かつきわめて重要な機能であることに疑いの余地はない．

　カエル，ラット，ネコなどの実験動物から摘出した筋や単一筋線維の収縮特性については百年を超える研究の歴史があり，ヒトの筋も基本的にはこれらの実験動物と同じ特性を有していることがすでにわかっている．一方で，その特性が生体内でどのように発揮されるか，また運動パフォーマンスをどのように規定するかという点は最近ようやく明らかになってきた段階であり，未だ不明なことも多い．

　そこで本章では，最も単純な身体運動である単関節運動（単一の関節まわりの運動）を題材として，ヒト生体内での筋の収縮特性について解説する．単関節運動において発揮される力（トルク）や速度（角速度）は筋の特性を比較的よく反映するため，古くから研究やスポーツ，リハビリテーションの現場で測定されてきたが，近年ではこれらの測定に磁気共鳴画像法（MRI）や超音波法（ultrasonography）などの生体イメージング技術やコンピュータシミュレーションを組み合わせることで，組織や細胞（筋線維）さらには分子レベルの収縮特性までもが考察できるようになってきている．また，生体内における筋の収縮特性と運動パフォーマンスとの関係性を詳細かつ注意深く検討することによって，筋以外の組織・器官（たとえば腱組織や神経系）の機能についても多くの情報を得られる可能性がある．

■ 1．生体内での筋収縮－静的特性－

1）関節角度－トルク関係

　肘関節の角度を固定した状態で，肘屈筋の発揮する力（収縮張力）を測定する場合を考えてみる．通常，ヒトの筋が実際に発揮している張力を直

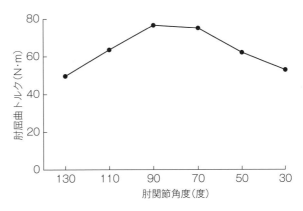

図1-1　肘屈筋における関節角度－トルク関係の典型例

接測定することはできないので，このような場合は肘関節まわりに作用する回転力（トルク）をその代わりとして測定することになる．肘関節角度をさまざまに変えながら肘屈曲トルクを測定すると，典型的には**図1-1**のような関係が得られ，肘が曲がり過ぎていても，伸び過ぎていても，トルクが大幅に低下することがわかる．関節角度によって発揮できるトルクが変化する現象は，膝関節の伸展や足関節の底屈など，他の関節運動でも確かめられている．このことは，スポーツや身体運動を遂行するうえで効率的な（トルクを発揮しやすい）フォームや姿勢が存在することを示唆している．

2）関節角度－トルク関係を規定する要因
（1）等尺性最大張力
摘出筋や単一筋線維の両端が固定されていると，収縮が起こっても全体の長さは変化しない．このような状況下での筋収縮を一般に等尺性収縮と呼び，発揮される力を等尺性最大張力と呼ぶ．ヒト生体においても関節角度を固定すれば同様の状況が仮定できることから，等尺性最大張力の大きさが関節トルクの絶対値を第一義的に規定する要因となる．

等尺性最大張力はおおむね筋横断面積に比例する．これは，筋線維内部に並列に存在する力発生装置（後述するクロスブリッジ）の数が，筋線維横断面積およびその総和に比例するためである．ただし，横断面積あたりの最大張力（固有筋力）は各筋線維で厳密に一定ではなく，運動トレーニングや加齢の影響で変化することもある．また，ヒトの筋線維は大きく速筋線維と遅筋線維に分類できるが，一般に速筋線維よりも遅筋線維の方が固有筋力は低い．これは筋収縮に直接関係しない成分（ミトコンドリアなど）の含有量が遅筋線維で多いためである．したがって，筋に含まれる遅筋線維の割合が高い者ほど固有筋力は低い傾向にある．この他に，筋横断面積に占める脂肪組織・結合組織の割合や羽状角（後述）なども固有筋力

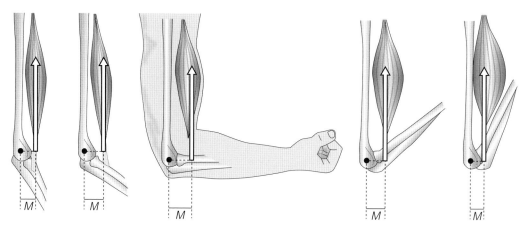

図1-2 肘関節の角度変化に伴うモーメントアーム長（M）の変化（McBride, 2015[1]）

に影響を及ぼす.

　ヒト生体の場合は通常, 力発揮が随意的に行われるため, 測定された関節トルクや力を特に随意最大筋力（または随意最大トルク）と呼ぶことがある. 随意最大筋力は多かれ少なかれ神経系による調節を受けており, その影響は筋電図法（electromyography）や単収縮挿入法（interpolated twitch technique）などを用いればある程度評価することができる. 関節角度–トルク関係のように異なる複数の条件下で得られた測定値を関係づけて筋の収縮特性を考察する場合, 神経系の影響については特に注意しなくてはならない.

（2）解剖学的要因

　図1-2に模式的に示したように, 肘屈筋が発揮する張力の作用線と肘関節回転中心との距離を示すモーメントアーム長は, 肘関節角度90度において最大となり, 90度から離れるほど小さくなると仮定できる[1]. 肘屈曲トルクは筋張力とモーメントアーム長の積に等しいため, 筋が同じだけ力を出していても, モーメントアーム長が小さければ, その分だけトルクは小さくなる. 図1-3に示したように, 肘屈曲トルクをモーメントアーム長で除すことによって推定される肘屈筋の張力は, 肘屈曲トルク（図1-1）とは明らかに異なる関節角度依存性を示す. この例から, モーメントアーム長の変化が関節まわりに作用するトルクに大きな影響を与えることがよくわかる.

　もう1つの要因としては, 羽状角があげられる. 羽状角とは筋線維と筋全体の収縮（張力発揮）方向のずれを表す角度のことであり, 羽状角が観察される筋を羽状筋と総称する（図1-4）. ヒト骨格筋の多くは羽状筋である. 羽状筋では, 筋線維から腱への張力の伝達において羽状角の大きさに依存した減衰が生じる. しかし, 力学的に並列な筋線維の数や筋線維横断面積の総和（生理学的横断面積）が同体積の平行筋や紡錘状筋に比べて

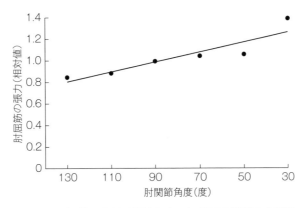

図1-3　肘屈筋における関節角度−力（張力）関係の典型例

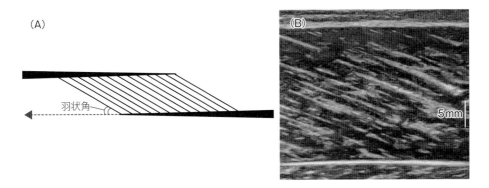

図1-4　羽状筋の模式図（A）と超音波法で撮像したヒト羽状筋の例（B：腓腹筋内側頭）

大きくなるという特徴があるため，基本的には力発揮に有利な形状と考えてよい[2]．

（3）筋の長さ−力関係

摘出筋や単一筋線維の等尺性最大張力は長さに依存する．これを長さ−力関係と呼ぶ．長さ−力関係は筋収縮の最小単位であるサルコメア（筋節）においても同様に成り立つ．Gordonら[3]はカエルから摘出・単離した筋線維の等尺性最大張力が，サルコメア内に存在する太いフィラメントと細いフィラメントのオーバーラップ（重なり）の量に比例することを示した（図1-5）．すなわち，両フィラメントのオーバーラップ量は張力が最大となるサルコメア長（至適長さ）で最も大きく，これを超えた領域（下行脚）ではオーバーラップ量の減少に比例して張力が低下する．

このようなサルコメアの長さ−力関係は，太いフィラメントと細いフィラメントの間に作用する滑り力が筋収縮の起源であり，その滑り力が両フィラメント間で形成される架橋構造（クロスブリッジ）の数に比例することを強く示唆しており，筋収縮の滑り説（sliding-filament theory）およびクロスブリッジ説（cross-bridge theory）の有力な根拠となっている．なお，張力は至適長さより短い領域（上行脚）においても低下するが，こ

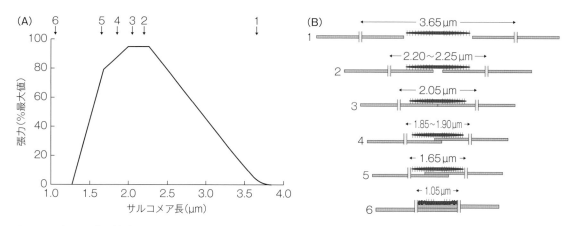

図1-5　カエル単一筋線維の長さ–力関係（A）とそれぞれの長さにおけるサルコメアの模式図（B）（Gordonら，1966[3]）

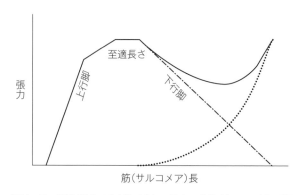

図1-6　受動張力（点線）が筋の長さ–力関係に及ぼす影響
（一点鎖線：活動張力，実線：受動張力と活動張力の合計）

れには滑り力（＝クロスブリッジ数）の減少だけでなくサルコメア内部における反発力の発生・増加なども関係すると考えられている[4]．

　また，静止状態にある筋を伸張すると，元の長さに戻ろうとする力（受動張力）が発生する．図1-6に模式的に示したように，筋の長さが静止長を超える領域では，測定される力は活動張力（クロスブリッジが生み出す収縮力）と受動張力の和となる．受動張力の主な由来はサルコメア構造を維持するための細胞骨格（主としてコネクチン/タイチン）と，筋線維や筋の周囲にある膜状の結合組織である．受動張力は筋の過度な伸張や損傷を防ぐ緩衝装置の役割を果たす．

（4）その他の要因

　長さ–力関係は単一筋線維に外部から刺激を与えることで見出されたものである．生体内の筋収縮においては本質的に同様の関係が成り立つものの，いくつかの修飾要因が存在する．その1つは前述した羽状角である．羽状角がある筋では，筋長と筋線維長の変化は一致しない．また，羽状角自体が発揮筋力や筋長に依存して変化するため，羽状筋の長さ–力関係は

それ以外の筋（平行筋や紡錘状筋）とは異なる特徴を示す[5].

　もう1つは腱の弾性特性である．通常，生体内にある筋は端部が腱となって骨に付着している（そのため，筋腱複合体と呼ばれることもある）．腱は弾性を有するので，関節角度を固定していても筋収縮に伴い腱は伸張し，その分だけ筋や筋線維は短縮する．腱は長く，やわらかいほど同一筋張力下での伸張量が大きく，筋の長さ−力関係にも大きな影響を及ぼす．

　さらなる要因として，筋収縮タンパク質のカルシウム感受性が筋線維長に依存することがあげられる．一般に，筋線維長が短いほどカルシウム感受性は低いため，刺激（神経入力）の頻度が低く，細胞内カルシウムイオン濃度の上昇が十分でない場合には張力があまり発揮されない[6].　ヒトの随意的な筋収縮において，運動単位の平均発火頻度はせいぜい30 Hz 程度である[7]ことから，筋線維長や筋長が短い領域では特に力を発揮しにくいといえる．加えて，腓腹筋では筋長を極度に短くすると筋収縮を生じさせる神経入力自体が減少することが示唆されている[8].

3）ヒト生体筋における長さ−力関係の推定

　通常，ヒトの関節運動は複数の筋が協働して遂行している．一例として肘屈曲運動の遂行には少なくとも上腕二頭筋（短頭・長頭），上腕筋，腕橈骨筋が関与する．これらの筋は，肘屈曲運動の主働（主動）筋または協働（共働・共同）筋と呼ばれる．また，肘屈曲運動時には主要な肘伸筋である上腕三頭筋も少しだけ収縮する．目的とする運動や関節トルク発揮に対して逆らう作用を有する筋（拮抗筋）が主働筋と同時に少しだけ収縮する現象は他の関節でも広く認められており，関節の安定性を高めることに貢献すると考えられている．

　このように1つの関節だけを動かす単純な運動にも複数の筋が関与するという事実は，関節角度−トルク関係から特定の筋だけの長さ−力関係を洞察することを非常に難しくするものである．しかし Maganaris[9, 10] は，電気刺激により特定の筋だけを収縮させる，協働筋の貢献が無視できるほど小さくなるような姿勢・関節角度を設定するなどの方法と，超音波 B モード法による筋束（多数の筋線維が束になったもの）のイメージングを組み合わせることにより，ヒト生体内で前脛骨筋，ヒラメ筋，腓腹筋の長さ−力関係を推定した．その結果，これらの筋はいずれも，長さ−力関係における上行脚から至適長さにかけての領域で活動していることが明らかとなった．ただし，これらの知見は筋が等尺性にきわめて強い力を発揮している状態，つまり腱の伸張量と筋の短縮量がともに大きな条件下で得られたものであり，日常のあらゆる身体運動に一般化できるものではない．たとえば歩行時の腓腹筋は，至適長さの周辺で活動していることが示唆されている[11].

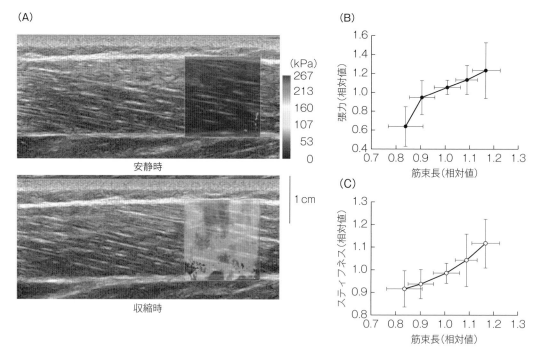

図1-7　超音波せん断波エラストグラフィ（A）によって測定されたヒト前脛骨筋の長さ−力関係（B）および長さ−スティフネス関係（C）（Sasakiら，2014[12]）

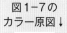

図1-7のカラー原図↓

　また近年では，超音波せん断波エラストグラフィという技術を用いて筋の長軸方向の弾性（スティフネス）を非侵襲的かつほぼリアルタイムに可視化・定量化できるようになった．単一筋線維では，スティフネスは発揮張力と高い相関関係を示すことが知られている．これはスティフネスと発揮張力のいずれもが，ある瞬間に結合しているクロスブリッジ数を反映するからである．一方，超音波せん断波エラストグラフィにより測定された筋スティフネスの由来はまだ十分には解明されていないが，筋の発揮張力と高い正の相関関係を示すことはこれまでの研究でわかっている．したがって，この技術を活用すれば，複数の筋が活動している条件下においても単一筋レベルで長さ−力関係を推定することが可能と考えられる（図1−7）[12]．

2．生体内での筋収縮−動的特性−

1）関節トルク−角速度関係

　われわれは経験的に，軽い物は素早く動かせるが，重い物はゆっくりとしか動かせないことを知っている．これには筋の特性が関係しており，その特性は単関節運動においては関節トルク−角速度関係として表される．関節トルク−角速度関係の測定には主として2つの収縮条件が用いられ

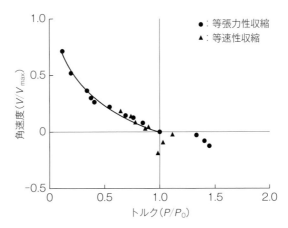

図1-8　肘屈筋における関節トルク－角速度関係の典型例
（YamadaとIshii，2018[13]）

る．1つはモーターなどを用いて関節の角速度を一定に制御する条件で，これを等速性収縮と呼ぶ．もう1つは重りやケーブルなどを用いて関節運動や筋収縮への抵抗力（負荷）をおおむね一定にする条件で，これを等張力性収縮と呼ぶ．

　図1-8に示したように，両収縮条件下で測定されたトルク－角速度関係はよく一致する[13]．しかし，大きな慣性質量をもつヒト生体の関節運動において高速度の等速性収縮は実現困難であり，等速性収縮で測定できるトルク－角速度関係は比較的狭い領域に限られる．また，図1-8で関節角速度が負の値となっている領域は筋が外力によって伸ばされながらも力を発揮している状態（伸張性収縮）を意味するが，この領域では等張力性収縮と比べて等速性収縮で発揮される関節トルクが小さくなる．等速性収縮では力発揮の有無や程度によらず関節角速度が一定に保たれるため，特に伸張性収縮時において「無駄な抵抗」を抑制するような神経系の調節がなされることで筋の発揮張力が低下するものと考えられる[13]．こうした問題があるにもかかわらず，関節トルク－角速度関係の測定に等速性収縮がよく用いられるのは，等張力性収縮と比べて測定・分析が簡便で，安全性が高いためである．

2）関節トルク－角速度関係を規定する要因
（1）筋の力－速度関係

　摘出筋や単一筋線維に等尺性最大張力未満の負荷を与えて収縮を発生させると，負荷と発揮張力がつり合った状態で一定速度の短縮が起こる．この負荷（＝発揮張力）と短縮速度の関係を筋の力－速度関係と呼ぶ．Hill[14]はカエル縫工筋の力－速度関係が次の直角双曲線（Hillの式）で近似できることを示した（図1-9）．

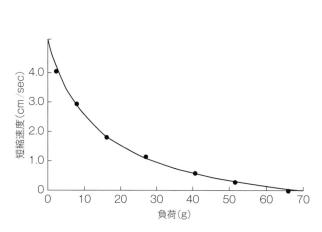

図1-9　カエル縫工筋の力（負荷）-速度関係（等張力性収縮）
（Hill，1938[14]）

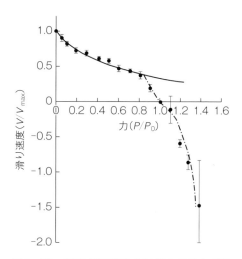

図1-10　荷重負荷を徐々に増大させながら測定した単一ミオシンフィラメントの力-速度関係（Ishiiら，1997[16]）

$$(P+a)(V+b)=(P_0+a)b$$

　ここで P は負荷（発揮張力），V は短縮速度，P_0 は等尺性最大張力，a と b はともに定数である．直角双曲線と力軸との交点が等尺性最大張力（P_0），速度軸との交点が無負荷最大短縮速度（V_{max} または V_0）である．また，筋が一定負荷の下で短縮している場合の仕事率（パワー）は P と V の積で与えられる．パワーは典型的には P_0 の 1/3 程度の負荷において最大となるが，等尺性収縮時と無負荷短縮時にはゼロとなる．ヒトの運動パフォーマンスを考えるうえでは，力や速度よりもパワーが重要となることが多い．

　単一筋線維などを用いた精密な測定においては負荷の大きな領域（P_0 の80％以上）で双曲線からの逸脱が観察されるものの[15]，基本的に Hill の式は動物種や筋の種類によらない普遍性を有する．さらに，同様の関係がヒト生体の単関節運動（**図1-8**）[13]から太いフィラメントと細いフィラメントの間で起こる滑り運動（**図1-10**）[16]まで幅広く認められることから，その本質は長さ-力関係と同様にクロスブリッジの分子的な特性であることが示唆される．

　筋に等尺性最大張力を上回る負荷を与えた場合，ある程度の負荷までは筋が負荷とつり合う力を発揮しつつ，一定速度で引き伸ばされる．このような伸張性収縮時の力-速度関係についても，関節レベル（**図1-8**）[13]から分子レベル（**図1-10**）[16]まである程度の共通性が認められる．等張力性収縮条件下におけるヒト肘屈筋の伸張性最大トルクは平均すると等尺性最大トルクの約1.4倍と報告されている[13]．これは，筋から単離した

太いフィラメントの伸張性最大張力が P_0 の 1.4 倍程度であること（図 1-10）[16] とよく一致する．一方，単一筋線維の伸張性最大張力は P_0 の 1.4〜2.4 倍と幅があり，筋線維のタイプに依存する[17]が，これらの違いを生む要因についてはよくわかっていない．

（2）解剖学的要因

筋横断面積が筋の力発揮能力を規定する主要因である一方，筋の短縮速度は筋線維長（生体内では超音波 B モード法などにより筋束長として測定される）に強く依存する．これは筋線維長が直列に並ぶサルコメアの数に比例するためである．筋線維の短縮はサルコメア単位で起こるので，直列に並ぶサルコメアの数が多いほど筋線維全体としての短縮量は加算されて大きくなり，また短縮速度も大きくなる．このような理由から，筋や筋線維の短縮速度は通常，長さあたりの相対速度（$L/\sec$ など）として表される．

また，羽状筋が短縮する場合には羽状角の変化を伴うため，筋全体としての短縮量や短縮速度は筋線維のそれよりも大きくなる．羽状筋は筋線維長が短いことによる不利を羽状角の変化で補っているといえる[2]．

前述したように関節トルクは筋張力とモーメントアーム長の積であるため，モーメントアーム長が大きいほど関節トルク発揮には有利に働く．しかし，筋の短縮速度が同一の条件下では，モーメントアーム長が大きいほど関節角速度は低下する．このようにモーメントアーム長は筋収縮という一次元的な運動を回転運動に変換する際の力学的効率を規定している．

（3）筋線維組成

ミオシンは ATP のもつ化学的エネルギーを力学的エネルギーに変換する主体となるタンパク質であり，その頭部と尾部をつくるサブユニットをミオシン重鎖と呼ぶ．ヒト骨格筋に存在するミオシン重鎖にはいくつかの種類（アイソフォーム）があり，各筋線維に含まれるミオシン重鎖のアイソフォームに応じて，遅筋（タイプⅠ）線維と速筋（タイプⅡ）線維の区別，あるいはさらに細かい分類がなされる（これとは別の筋線維タイプの決定・分類方法もいくつか存在する）．筋線維組成とはこのようにして分類された各筋線維タイプの存在比率のことである．

無負荷最大短縮速度は，ミオシン重鎖に存在する ATP 分解酵素（ミオシン ATPase）の活性に強く依存するため，筋線維のタイプにより最大で 10 倍ほどの差を示す[18]．遅筋線維と速筋線維が混在するヒトの筋においては無負荷最大短縮速度がこれほどの筋間差や個人差を示すことはないと考えられるが，筋線維組成は特に高速度の運動時においてパフォーマンスを決定する主要因となりうる．

（4）筋　温

筋温はミオシン ATPase の活性に強い影響を及ぼすため，無負荷最大短縮速度の重要な規定要因である．図 1-11 に示したように，カエル単一

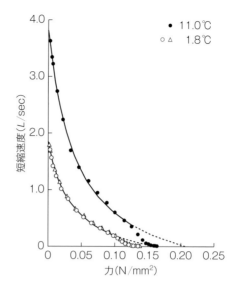

図1-11　異なる温度条件下で測定されたカエル
単一筋線維の力-速度関係（Edman，1988[15]）

筋線維の温度を 1.8 ℃から 11.0 ℃に変化させると，無負荷最大短縮速度は
およそ 2 倍になる[15]．一方，等尺性最大張力も筋温の上昇とともに増加
するが，同じ温度変化での増加率はたかだか 20 ％程度である．これらの
結果は特にスプリント / パワー系スポーツにおけるウォームアップの効果
を如実に示すものであるが，生理的な筋温の範囲（25〜35 ℃）では無負荷
最大短縮速度の温度依存性はより小さく，また短時間のウォームアップに
よる筋温の上昇は 1〜2 ℃程度と考えられるため，過度な期待は禁物であ
る．

（5）その他の要因

　ヒト生体においては，関節の可動域によって動作が制限される．たとえ
関節可動域を最大に使った動作だとしても，負荷が小さい場合には一瞬
（0.1〜0.2 秒）で終了してしまう．また，負荷が小さい場合にはトルクが
十分に発揮されないうちから関節が動き始めてしまうため，ごく短時間の
うちに筋活動を最大化するような素早い力発揮（バリスティック収縮）が
できるかどうかでパフォーマンス（関節の角速度やパワー）の大部分が決
まってしまう．

　関節トルク-角速度関係の測定に際しては，対象者が素早い力発揮に習
熟するまで十分な練習やウォームアップを課すことが重要である．運動開
始直後から筋活動や発揮トルクを高めるための別の方法としては，予備緊
張があげられる．これは，あらかじめ対象者に等尺性収縮（予備緊張）を
行わせておき，発揮トルクまたは筋活動が一定の水準に達した後に関節角
度の固定を外す（解放する）というものである．ただし予備緊張のレベル

が高過ぎると，解放後に反射的な主働筋活動の抑制（無負荷反射）が生じ，かえってパフォーマンスが低下することもある．

3）ヒト生体筋における力-速度関係の推定

　ヒト生体の関節運動には解剖学的・生理学的特性の異なる複数の筋が関与しているものの，いくつかの仮定を置くことにより関節トルク-角速度関係から特定の筋における力-速度関係を便宜的に推定する試みがなされている．その仮定とは，たとえば次のようなものである．

・随意的な力発揮において，各主働筋・協働筋の関節トルクに対する貢献度は関節角度や関節角速度によらず一定であり，それぞれの生理学的横断面積（より正確には生理学的横断面積とモーメントアーム長の積）の割合から推定できる．

・同様に，各拮抗筋の関節トルクに対する貢献度も関節角度や関節角速度によらず一定あるいは無視できるほど小さい．

・羽状筋が短縮／伸張する場合，筋厚（浅部腱膜から深部腱膜までの距離）が一定となるように筋線維の長さと羽状角が同時に変化する．

・筋全体（筋腱複合体）の長さ変化は，筋線維（筋束）の長さと羽状角の変化に腱の長さ変化を足し合わせたものに等しい．

　また，超音波 B モード法により動的な身体運動中の筋束の長さ変化を実測することができるようになり，比較的高速度の等速性収縮条件において，筋線維の短縮速度のみでは筋腱複合体の短縮速度や関節角速度を十分に説明できないことがわかってきている[19, 20]．動的な運動がモーメントアーム長や羽状角の変化を伴うこともその一因であるが，主には収縮開始初期に伸張された腱がその後に短縮し，筋腱複合体の素早い短縮を実現するためだと考えられる．筋の力-速度関係から，このような腱の伸張とそれに続く短縮には筋線維を短縮速度の小さい，力発揮に有利な状態にとどめる効果があるといえる．これは反動動作による機械的仕事量の増大などにも貢献している．

📖 文　　献

1) McBride JM. Biomechanics of resistance exercise, pp19-42. In: Haff GG, Triplett NT, eds., Essentials of Strength Training and Conditioning. Human Kinetics, 2015.

2) 川上泰雄．骨格筋の形状と機能，pp11-28．山田　茂，福永哲夫編，骨格筋-運動による機能と形態の変化-．ナップ，1997．

3) Gordon AM, Huxley AF, Julian FJ. The variation in isometric tension with sarcomere length in vertebrate muscle fibres. J Physiol, 184: 170-192, 1966.

4) Rassier DE, MacIntosh BR, Herzog W. Length dependence of active force production in skeletal muscle. J Appl Physiol, 86: 1445-1457, 1999.

5）Woittiez RD, Huijing PA, Rozendal RH. Influence of muscle architecture on the length-force diagram of mammalian muscle. Pflugers Arch, 399: 275–279, 1983.

6）Balnave CD, Allen DG. The effect of muscle length on intracellular calcium and force in single fibres from mouse skeletal muscle. J Physiol, 492: 705–713, 1996.

7）De Luca CJ, Hostage EC. Relationship between firing rate and recruitment threshold of motoneurons in voluntary isometric contractions. J Neurophysiol, 104: 1034–1046, 2010.

8）Kennedy PM, Cresswell AG. The effect of muscle length on motor-unit recruitment during isometric plantar flexion in humans. Exp Brain Res, 137: 58–64, 2001.

9）Maganaris CN. Force-length characteristics of in vivo human skeletal muscle. Acta Physiol Scand, 172: 279–285, 2001.

10）Maganaris CN. Force-length characteristics of the in vivo human gastrocnemius muscle. Clin Anat, 16: 215–223, 2003.

11）Fukunaga T, Kubo K, Kawakami Y, et al. In vivo behaviour of human muscle tendon during walking. Proc R Soc Lond B Biol Sci, 268: 229–233, 2001.

12）Sasaki K, Toyama S, Ishii N. Length-force characteristics of in vivo human muscle reflected by supersonic shear imaging. J Appl Physiol, 117: 153–162, 2014.

13）Yamada Y, Ishii N. Differences in eccentric force-velocity characteristics between isotonic and isokinetic contractions. Int J Sport Health Sci, 16: 128–136, 2018.

14）Hill AV. The heat of shortening and the dynamic constants of muscle. Proc R Soc Lond B Biol Sci, 126: 136–195, 1938.

15）Edman KA. Double-hyperbolic force-velocity relation in frog muscle fibres. J Physiol, 404: 301–321, 1988.

16）Ishii N, Tsuchiya T, Sugi H. An in vitro motility assay system retaining the steady-state force-velocity characteristics of muscle fibers under positive and negative loads. Biochim Biophys Acta, 1319: 155–162, 1997.

17）Linari M, Bottinelli R, Pellegrino MA, et al. The mechanism of the force response to stretch in human skinned muscle fibres with different myosin isoforms. J Physiol, 554: 335–352, 2004.

18）Bottinelli R, Pellegrino MA, Canepari M, et al. Specific contributions of various muscle fibre types to human muscle performance: an in vitro study. J Electromyogr Kinesiol, 9: 87–95, 1999.

19）de Brito Fontana H, Roesler H, Herzog W. In vivo vastus lateralis force-velocity relationship at the fascicle and muscle tendon unit level. J Electromyogr Kinesiol, 24: 934–940, 2014.

20）Hauraix H, Nordez A, Guilhem G, et al. In vivo maximal fascicle-shortening velocity during plantar flexion in humans. J Appl Physiol, 119: 1262–1271, 2015.

2章 ヒト生体における腱の力学的特性と血液循環

　腱は筋と骨を連結する組織であり，筋線維が発揮した張力を関節に伝える役割を果たしている．その際に，腱が有する力学的特性（粘弾性）は，筋線維の「力－長さ」および「力－速度」関係をはじめとする筋機能，さらにさまざまな身体運動におけるパフォーマンスや効率に大きな影響を及ぼすと考えられる．しかし，1990年代まではヒト生体の腱特性の測定法が存在しなかったため，身体外部から測定可能な関節角度や筋電図などから，身体運動中における腱の貢献を推定するに留まっていた．1990年代後半に後述する超音波法を用いたヒト生体を対象にした腱の力学的特性の測定法が開発され，実測データに基づいたヒトの身体運動中における腱の役割が明らかにされつつある．さらに，スポーツ科学分野においてさまざまなトレーニング法による筋の適応については数多くの研究が行われてきたが，最近になり腱に対する各種トレーニングの影響に関する知見も蓄積されつつある．一方，腱障害は他組織の障害（骨折など）と比較して治りにくく，その理由の1つとして腱の代謝が低いことがあげられている．しかし，最近の研究でさまざまな刺激により，腱の血液循環が多様に変化することも示されている．

　本章では，ヒト生体における腱の力学的特性の測定法を概説し，身体運動における腱の役割，さまざまなトレーニングに伴う腱の力学的特性の変化，および腱の血液循環に関する研究結果を紹介する．

1．腱の力学的特性の測定

　腱の力学的特性に関して，以前は動物やヒト屍体からの摘出腱を用いたin vitro研究に頼らざるを得なかった．ヒトの身体運動を力学的に分析するバイオメカニクス分野においては，身体外部から測定可能なパラメータ（床反力，関節角度など）およびin vitro研究で得られた腱の力学的特性（スティフネス，ヒステリシスなど）を用いて，実際の運動中における筋および腱の（張力および長さ変化から）仕事量を推定し，ヒトの身体運動の仕組みを明らかにしようとしてきた[1]．しかし，摘出腱は実際のヒト生体の腱とはさまざまな点で異なり（摘出腱の多くは高齢者，保存のための薬品

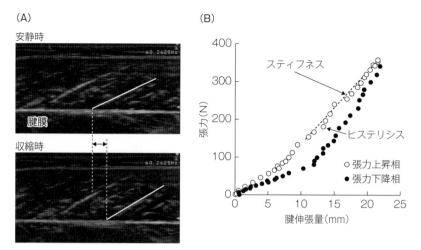

図2-1　（A）：安静時および収縮時における腓腹筋内側頭の超音波縦断画像，（B）：
　　　　張力−腱伸張量関係の典型例

の影響など），さらに腱特性における個人差を無視しているなど多くの問
題点（研究上の限界）を含んでいる.

　1990年代後半に，等尺性収縮中における主働筋の超音波縦断画像から，
ヒト生体の腱伸張量を実測する手法が開発された[2,3]．ここでは足底屈筋
群における腱の力学的特性の測定方法について説明する．足底屈筋群は，
腓腹筋（内側頭と外側頭）およびヒラメ筋がアキレス腱を介して踵骨に停
止している．等尺性足底屈筋力を発揮すると，腓腹筋およびヒラメ筋の筋
線維がそれぞれ短縮し，それに伴いアキレス腱および腱膜（筋内腱）が近
位方向に伸張される．超音波縦断画像上で筋線維と腱膜の交点の移動距離
を計測することにより，アキレス腱（外部腱）および腱膜を合わせた腱組
織の伸張量を実測することができる（図2-1A）．この手法により，ヒト
生体において個人毎の腱の「張力−伸張量」関係を求めることが可能とな
る．摘出腱を用いたin vitro研究による結果と同様に，低張力域では腱の
伸張量が大きく（toe相），その後は直線関係を示す（linear相）（図2-
1B）．

　このlinear相における傾きをスティフネス，または張力と伸張量を横断
面積と初期長でそれぞれ正規化したヤング率として算出することが可能に
なる．さらに，腱は粘性を有するために張力を低下させていくと，張力を
上昇させた場合よりも張力−伸張量関係が下方に移行する．張力上昇局面
と下降局面で囲まれたループは，伸張期に蓄えられた弾性エネルギーが続
く短縮期に再利用されなかったエネルギー，すなわちヒステリシスとして
評価される．このようにヒト生体を対象にして，これまで測定不可能であっ
た個人毎の腱特性（スティフネス，ヤング率，ヒステリシス）を定量する
ことが可能になった.

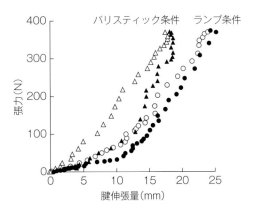

図2-2　ランプ条件およびバリスティック条件
における張力−腱伸張量関係の典型例

　しかし，この手法にも解決すべき課題は数多く残されている．まず「腱
張力」は実測された関節トルクから算出されるが，拮抗筋活動を考慮して
主働筋による発揮張力を求める必要がある．さらに，関節トルクから腱張
力を算出する際に用いるモーメントアーム（関節回転中心から腱までの距
離）は，関節角度や発揮筋力に応じて変化するために正確な値を求めるこ
とは非常に難しい．

　一方，超音波縦断画像から実測される腱の伸張量についても，等尺性収
縮中の関節角度の変化に大きく影響される．筋長（すなわち関節角度）が
変わらない条件での等尺性であっても，実際には収縮中にわずかに関節角
度が変化してしまう．たとえば，膝伸展運動であれば伸展方向へ，足底屈
運動であれば底屈方向へ関節角度が変化してしまうため，超音波画像から
算出される腱伸張量には関節角度変化による腱移動量が加算されている．
この点の補正方法としては，等尺性収縮中の関節角度をゴニオメータなど
を用いて測定したり，実際に腱停止部の移動距離を計測するなどの方法が
採用されている．

　前述のとおり，1990年代後半からヒト生体の腱特性に関する研究は数
多く行われてきたが，それらの研究ではいずれも安静状態から3〜10秒程
度をかけて最大筋力に到達するような張力発揮速度（すなわち腱の伸張速
度）の低い条件（ランプ条件）で測定が実施されてきた[2,3]．しかし，この
ランプ条件での腱の伸張速度は，実際の跳および走運動中の腱伸張速度よ
りもかなり低いため，後述する腱特性とパフォーマンスとの関係を論じる
うえで妥当性が疑問視されていた．最近，できるだけ素早く最大筋力まで
到達するような収縮様式（バリスティック条件）における腱特性（伸張量，
ヒステリシス）が，ランプ条件で測定されたものと異なることが報告され
ている（**図2-2**）[4]．さらに，12週間のトレーニングに伴う腱特性変化が，
ランプ条件では確認されずにバリスティック条件においてのみ検出された

ことも示されている．したがって，今後は従来のランプ条件に加えて，より実際の運動中における腱の伸張速度に近いバリスティック条件での腱の力学的特性に関する知見も得る必要があるだろう．

2．身体運動における腱の役割

走および跳運動など多くの身体運動では，主動作の前に反対方向への反動動作（すなわち主働筋を伸張）を伴う「伸張−短縮サイクル」の様式をとり，反動を伴わない運動に比べてパフォーマンスや効率が高まることが知られている．従来は，身体外部から測定が可能な関節角度，筋電図，床反力などから，伸張−短縮サイクルによるパフォーマンス向上の機序が調べられてきた．一方，1990年代後半からは超音波法を用いて，さまざまな身体運動中における筋線維および腱の動態を実測する研究が行われ，さらに前節（1．腱の力学的特性の測定）で述べた手法により測定された腱の力学的特性と筋機能やスポーツパフォーマンスとの関係が検討されている．

1）伸張−短縮サイクル運動中の筋線維および腱の動態

筋電図を用いた先行研究によると，膝関節屈伸（スクワット）運動を低速度で行った場合は膝屈曲相（膝伸筋群を伸張）および膝伸展相（膝伸筋群を短縮）ともに膝伸筋群の筋電図活動がみられるが，高速度で行うと膝屈曲相にのみ高い筋電図活動がみられ，膝伸展相の筋電図活動が消失する[5]．その機序として，高速度運動における膝屈曲相に筋および腱に弾性エネルギーを蓄え，続く膝伸展相に再利用していることが推察されている．

上記の点について筋線維および腱の動態から検討するために，2種類の異なる速度で足関節屈伸運動を実施した際の腓腹筋内側頭の筋線維長を実測した結果を図2-3Aに示す[6]．低速運動では，関節角度から推定される筋腱複合体長変化と筋線維長は同様な変化を示している．しかし，高速運動では背屈から底屈に動作が切り替わった直後に筋線維の短縮速度が低くなり，この間に腱の急激な短縮がみられている．この結果は，腱の力学的特性の影響で筋線維の短縮速度が低く抑えられたことで大きな張力発揮が可能となり，その結果として高い関節トルクおよび角速度，さらに両者の組み合わせによる大きなパワー発揮を実現させていることを意味している．

ヒトの歩行は，足底屈筋群が接地期前半に重心を前方へ移動させるに伴い伸張し，続く接地期後半に足底屈動作を伴いながら短縮する，典型的な伸張−短縮サイクル運動と考えられてきた．しかし，ヒト歩行中の腓腹筋内側頭の筋線維長変化を実測すると，接地期中盤に筋線維は伸張されてお

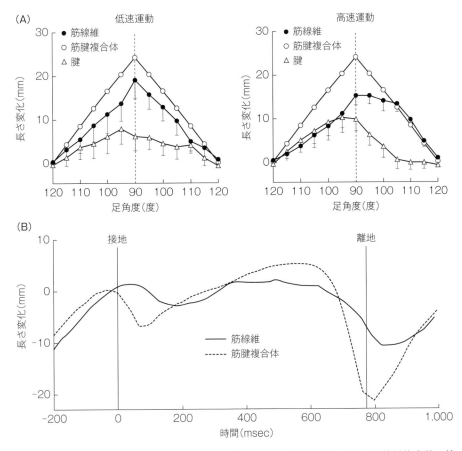

図2-3　（A）：異なる動作速度による足屈伸運動中における腓腹筋内側頭の筋腱複合体，筋
線維，および腱の長さ変化（Kuboら，2000[6]より改変），（B）：歩行中における腓腹筋内側
頭の筋腱複合体および筋線維の長さ変化（Fukunagaら，2001[7]より改変）

　　　　らず等尺性収縮をしており，その間に腱が伸張されていることが明らかと
　　　　なっている（図2-3B）[7]．この結果は，ヒト歩行の接地中には腱に弾性
　　　　エネルギーを蓄えながら，筋線維は等尺性収縮により力発揮のコストを低
　　　　く抑えて効率のよい運動を行っていることを示している．その後，歩行お
　　　　よび走行中の筋腱動態に関する報告が数多くなされ，それらによると走行
　　　　中の接地期においては腓腹筋内側頭の筋線維は短縮性収縮をしており，腱
　　　　により大きな弾性エネルギーを蓄えて蹴り出し期の大きなパワー発揮を可
　　　　能にしていることが明らかになっている[8]．さらに，同じ足底屈筋群の中
　　　　でも二関節筋である腓腹筋と単関節筋であるヒラメ筋では，跳躍運動や走
　　　　行中における筋線維および腱の動態が異なることも示され[9]，ヒトの伸張
　　　　－短縮サイクル運動における筋と腱の相互作用の仕組みが明らかにされつ
　　　　つある．

2）パフォーマンスと腱特性との関係

　前節（1．腱の力学的特性の測定）で紹介したヒト生体を対象にした腱の力学的特性の測定法が開発されてから，伸張－短縮サイクル運動のパフォーマンスと腱特性との関係が検討されてきた．以下に跳運動と走運動のパフォーマンスに及ぼす腱特性の影響に関する知見を紹介するが，残念ながらデータ数は限られているために一致した見解は得られていないのが現状である．

　反動を伴う垂直跳（counter movement jump：CMJ）は典型的な伸張－短縮サイクル運動であり，反動を伴わない垂直跳（squat jump：SJ）よりも高い跳躍が可能である．SJ 跳躍高に対する CMJ 跳躍高の比率は，反動によるパフォーマンスの増加（反動効果）と考えられる．この反動効果が，膝伸筋群の腱スティフネスと有意な負の相関関係にあることが報告されている（図2-4A）[3]．すなわち，腱スティフネスの低い（腱の伸展性が高い）者ほど反動によるパフォーマンスの増加率が高く，腱に貯えられた弾性エネルギーをより多く利用できていることを示唆している．しかしながら，この研究で採用されている運動課題（垂直跳）は膝関節のみならず股関節および足関節も含む複合関節運動であり，主働筋を限定することができないモデルであり，膝伸筋群以外の部位の腱特性も考慮しなければならない．この点については，単関節（足関節）のみによる跳躍運動で同様の検討を行った研究によると，腱スティフネスと反動効果との間にはほぼ同様の関係が認められている[10]．

　一方で，跳躍運動の反動効果と腱スティフネスとの間には関連がみられないとする研究も存在する[11]．Bojsen-Møller らは，膝伸筋群の腱スティフネスが SJ および CMJ 跳躍高と正の相関関係にあるが，両跳躍高の差とは関連がみられないことを示している[11]．前者の結果については，腱スティフネスの高い方が跳躍中の力伝達に有利であることを示しているが，後者の結果については腱特性が伸張－短縮サイクル運動の反動効果と関連がないことを意味する．このような結果の不一致の原因については不明であるが，後述するように腱の力学的特性は異なるトレーニング様式により多様に変化するため，対象とした被験者のトレーニング歴などが関連しているのかもしれない．いずれにしても，腱スティフネスと反動効果との間に関連が認められた研究においても相関係数は 0.5 前後であり，伸張－短縮サイクル運動における反動効果を腱特性（スティフネス）で 25％程度が説明可能に過ぎないことに注意を払う必要がある．

　上記で紹介した跳躍運動に関する研究は，いずれも実験室内で制限された条件下でのパフォーマンスを対象にしている．実際のスポーツ競技におけるパフォーマンスにおいても，腱特性が関与しているのであろうか．人類最速を決める競技である 100 m 走については，スポーツ科学分野にお

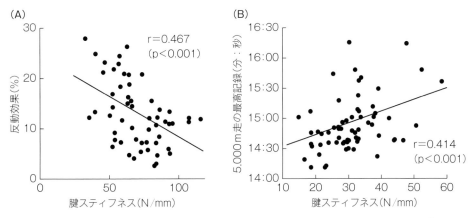

図2-4　（A）：反動による跳躍高の増加率と腱スティフネスとの関係（Kuboら，1999[3]）より改変），（B）：5,000 m走の公式記録と腱スティフネスとの関係（Kuboら，2015[15]）より改変）

いて長年にわたってその競技成績（スプリントパフォーマンス）の規定因子（筋量や機能，走フォームなど）に関して研究が重ねられてきた．一方，腱特性がスプリントパフォーマンスに及ぼす影響に関しては，驚くほど研究が少ない．その中で，陸上短距離選手の膝伸筋群の腱は一般成人よりも伸展性が高く，さらに伸展性の高い者ほど競技成績（100 mの公式記録）が優れていることが示されている[12, 13]．一方で，不思議なことに足底屈筋群の腱ではいずれの研究においてもそのような傾向が認められていない．これらの結果は，陸上短距離選手の日頃のトレーニングの結果なのか，先天的に彼らが有していた特性なのかについては，今後の検討課題である．

　陸上長距離競技においても，同様の知見がいくつか報告されている．Arampatzisらは，28名の長距離選手を走効率（一定速度での走行中の酸素摂取量）に基づいて3群に分けて膝伸筋群の腱の力学的特性を比較したところ，走効率の優れる群で腱の伸展性が高いことを報告している[14]．同様に，64名の高度にトレーニングされた長距離選手において，5,000 mの公式タイムの優れる者ほど足底屈筋群の腱スティフネスが低いことが報告されている（図2-4B）[15]．

　以上より，陸上短距離および長距離競技においては，筋のパワーや持久的能力だけでなく，腱の力学的特性にも着目する必要性が示唆される．

3．さまざまなトレーニングに伴う腱の力学的特性の変化

　これまでに筋機能や筋量の増加を目的としたさまざまなトレーニング法が考案され，実際のスポーツ競技におけるパフォーマンス向上に大きく貢献している．しかしながら，前述のとおり筋機能やスポーツパフォーマンスに影響を及ぼす腱のトレーニング法については，残念ながらあまり知ら

れていない．その主な理由として，ヒト生体だけでなく動物を対象にした研究においても，他の組織（筋，骨など）に比べて圧倒的に知見が少ないことがあげられる．数少ない動物を用いた実験より，持久的な走トレーニングが腱の破断強度およびコラーゲン線維の横断面積を増加させ，逆にジャンプトレーニングなどの高強度トレーニングは，腱の形状や力学的特性が変化しないことが報告されている．ヒトを対象にした横断研究においても，持久的走トレーニングを実施する陸上競技長距離選手の腱は一般成人に比して伸展性が低く，プライオメトリックスを実施する短距離選手の腱は伸展性が高いことが明らかになっている．このように実施するトレーニングプロトコルにより，腱の力学的特性の適応はさまざまな変化を示すことが予想される．

　2000年代に入り，さまざまなトレーニング様式がヒト生体の腱特性に及ぼす影響を検討した報告が多くみられるようになってきている．これらの中で，異なる収縮様式によるレジスタンストレーニングが腱の力学的特性に及ぼす影響を検討した研究を以下に紹介する．

1）等尺性トレーニング

　関節角度を固定した状態で，最大もしくは最大下の強度で数秒から数十秒間にわたって等尺性収縮を行うトレーニングを等尺性トレーニング（アイソメトリックス）という．このトレーニング法は1950年代後半に開発され，パフォーマンス向上を目的とした競技選手だけでなく，健康の保持増進を目的とした一般人に至るまで幅広い層で広く実施されている．一方，等尺性トレーニングは跳躍能に効果がない，もしくは逆に低下させてしまう結果も報告されている[16]．それらの研究によると，その要因として動作特異性や神経系の影響があげられているが，詳細なメカニズムについては不明なままであった．2001年にヒト生体で初めて，等尺性トレーニングによる腱の力学的特性の慢性変化に関するデータが報告された[17]．その研究では，等尺性膝伸展運動で20秒間の等尺性収縮（最大筋力の70％）を4回繰り返すトレーニングを12週間（4回／週）実施した．その結果，最大筋力（＋33.9％）および筋体積（＋7.6％）の増加とともに，腱スティフネスが約58％の有意な増加を示した（図2-5）．同様に，現在までに国内外で8〜16週間程度の等尺性トレーニングにより，腱スティフネスが著しく高まることが多数報告されている．

　したがって，前述した等尺性トレーニングが跳躍能に効果をもたらさない原因として，等尺性トレーニングは筋力増加のプラスの効果とともに，腱スティフネスが過剰に高まるマイナスの影響もあり，両者が相殺しあうのかもしれない．実際に，12週間のスクワット動作による等尺性トレーニングを実施した結果，腱スティフネスの増加に伴い垂直跳における反動

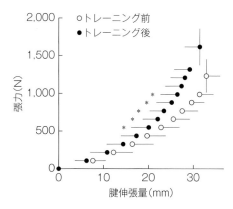

図2-5　12週間の等尺性トレーニング前後における
張力−腱伸張量関係 (Kuboら, 2001[17]) より改変)

効果が有意に減少する結果も示されている[18].

　以上の複数の等尺性トレーニングによる腱特性の変化を検討した研究結果を考慮すると, 伸張−短縮サイクル運動を伴う競技 (大部分のスポーツ種目が該当) においては, 等尺性トレーニングを多用するのは避けるべきなのかもしれない.

2) プライオメトリックス

　爆発的筋力を必要とする競技種目 (陸上短距離, 跳躍系種目など) の選手は, スピード, パワー, および跳躍能の向上を目的としてプライオメトリックスを実施している. さらに最近では, 持久系能力の向上を目指したトレーニングを実施している陸上長距離選手においても, プライオメトリックスを導入することにより競技成績の向上がもたらされることがいくつかの研究で示されている. その主な機序としては, 神経系の改善や関節スティフネスの増加等があげられているが, 詳細については不明なままである. 現在までに, プライオメトリックスが腱の力学的特性に及ぼす影響を検討した研究は, 前述の等尺性トレーニングに比べると少ないために一致した見解が得られていない. 腱スティフネスに関しては, 8〜14週間のプライオメトリックスにより, 有意な増加を認める研究と変化がみられなかったとする研究が混在する[19,20]. ただし, 前者の腱スティフネスの増加の程度は上述の等尺性トレーニングに比べると低い傾向にあり, 腱スティフネスに対するプライオメトリックスの影響は比較的小さいといえるかもしれない. いずれにしても, プライオメトリックスは用いる負荷の大きさや動作様式により, トレーニング中に課せられる力学的負荷が異なるため, 今後はトレーニングプロトコルと腱特性変化との関連を詳細に検討する必要がある.

　一方, 腱ヒステリシスに関しては, 唯一 Foure らが14週間のプライオ

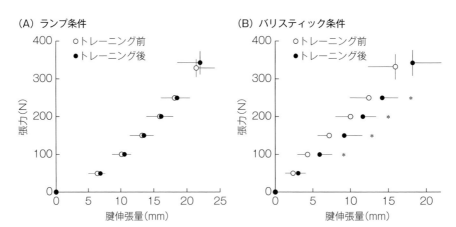

図2-6　12週間のプライオメトリックス前後におけるランプ条件およびバリスティック
　　条件の張力-腱伸張量関係（Kuboら，2017[4]）より改変）

メトリックスにより減少することを報告している[20]．腱ヒステリシスの
減少は，伸張-短縮サイクル運動において伸張相で蓄えられた弾性エネル
ギーを再利用する割合が増加したことを示すものである．さらに，最近の
研究では12週間のプライオメトリックスによりランプ条件で評価した腱
特性には変化がみられなかったが，前節で紹介したバリスティック条件で
の腱の伸展性が高まることが示されている（図2-6）[4]．加えて，収縮条
件下での筋スティフネス（急速伸張中の張力変化と筋線維長変化から算出）
がトレーニング後に有意に増加することも明らかにされている[4]．
　以上より，まだ研究の数は少なく結論づけるところまでは至らないが，
プライオメトリックスにより腱および筋の力学的特性が伸張-短縮サイク
ル運動において好ましい方向に変化し，それらの変化が跳躍能の増加に関
連していることがうかがえる．

3）伸張性トレーニング

　伸張性トレーニングは，他の収縮様式（等尺性，短縮性）に比べて筋力
増加や筋肥大の程度が著しいことが知られている．その理由の1つとして，
伸張性収縮は等尺性および短縮性収縮に比べて発揮筋力が高く，トレーニ
ング中の力学的刺激が大きいことがあげられる．したがって，伸張性収縮
を伴うトレーニングは，大きな力学的刺激のために腱スティフネスの増加
も著しいことが予想される．しかしながら，これまでにいくつかの研究で，
伸張性トレーニングが腱の力学的特性に及ぼす影響が検討されているが，
その大部分で腱スティフネスの増加が他の収縮様式によるトレーニングと
比べて低いことが示されている[21]．
　この理由については不明であるが，著者は伸張性収縮に伴う腱の血液循
環の変化がかかわっている可能性を考えている．腱の血液循環の測定方法

については次節（4．腱の血液循環）で触れるが，これまでの研究で伸張性収縮を繰り返すことにより，腱の血液循環が高まることが一過性および慢性変化として確認されている[21]．このことと関連して，リハビリテーションとして伸張性収縮を伴う運動が，腱障害に対する治療効果が高いことを示す報告が急増している．しかし，その治癒メカニズムについては十分に明らかになっていないが，上述のように伸張性トレーニングに伴う腱の力学的特性（スティフネスがあまり増加しない）および代謝的特性（血液循環が高まる）の変化がかかわっている可能性が考えられる．

▎4．腱の血液循環

　前節（3．さまざまなトレーニングに伴う腱の力学的特性の変化）で紹介したとおり，各種トレーニングによりヒト生体の腱の力学的特性が多様に変化することが明らかになりつつある．このような運動刺激に伴う腱特性変化のメカニズムを検討する際に，力学的因子に加えて代謝的因子（血液循環，コラーゲン代謝など）に着目する必要がある．ここではヒト生体の腱の血液循環の測定に関して紹介する．

1）腱の血液循環の測定法
　ヒト生体における腱の血液循環（血液量，血流など）の測定には，従来はレーザードップラー法や水素クリアランス法が用いられてきた．しかし，これらの手法にはさまざまな問題点が含まれているため（侵襲的，被曝など），スポーツ科学や健康科学の分野に応用するのは困難であった．一方，1990年代から近赤外分光法を用いた筋の血液循環に関する研究が数多く行われ，当該分野にとって有益な知見が多数報告されてきた．
　近赤外分光法では，皮膚上から10～20mm程度の深さが必要であるために，比較的表層部に位置する腱を対象とした測定に使用することは不可能である．一方，近赤外分光法よりも波長がやや低い赤色分光法は，図2－7にあるように受光部が2つあり，それらの差より特定の深さにおける血液循環データの測定を可能にする．これらの手法を用いて，足底屈動作で異なる最大下での等尺性収縮中におけるアキレス腱および腓腹筋内側頭の血液循環の変化を比較すると，収縮強度の増加に伴い両部位ともに酸素飽和度が減少したが，その変化量は腓腹筋内側頭に比べてアキレス腱で非常に小さかった[22]．しかし，変化の程度はわずかながらも，腱内の血液循環が筋収縮に伴い変化していることが明らかになった．

2）温　　熱
　医療現場において，腱障害の治療として温熱療法が用いられている．し

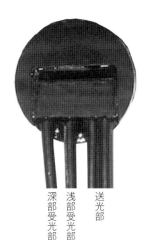

深部受光部　浅部受光部　送光部

図2-7　赤色分光法のプローブ

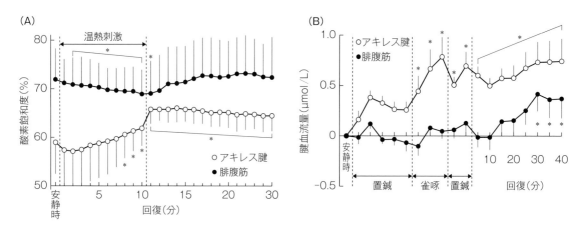

図2-8　（A）：10分間の温熱刺激によるアキレス腱および腓腹筋の酸素飽和度の変化（Kuboら，2010[23]より改変），
（B）：10分間の鍼刺激による刺激側および非刺激側のアキレス腱の血液量変化（Kuboら，2011[25]より改変）

かし，具体的な治療方法（温度，時間など）に関しては，主に皮膚や筋の温度変化に基づいて実施されているのが現状である．ここでは上述の近赤外分光法および赤色分光法を用いて，10分間の温熱刺激による筋および腱の血液循環の変化を比較した研究を紹介する[23]．

　筋では温熱刺激により代謝が亢進するために酸素飽和度が減少していたが，腱においては血液流入が増加するものの酸素消費が少ないために腱内の酸素飽和度が増加した（図2-8A）．したがって，温熱刺激による腱内でのこのような血液循環変化が障害の治癒につながっていることがうかがえる．さらに，60分間の温熱刺激を行うと，皮膚温の上昇は温熱開始15分程度でプラトーに達するが，腱の血液量および酸素飽和度の増加は統計的に40分目まで継続していた[24]．したがって，腱障害の治療を目的に温熱療法を行う場合には，40分以上実施した方がより治療効果が得られるかもしれない．

3）鍼

　上述の温熱療法と同様に，鍼も腱障害の治療として広く実施されている．しかし，具体的な治療法は実際のエビデンスに裏付けされたものではなく，主に施術者の経験に基づいて行われている．そこで鍼治療による腱障害の治癒メカニズムを解明するために，刺激脚および非刺激脚のアキレス腱の血液循環を連続的に測定した[25]．鍼治療は，まず5分間の置鍼（鍼を刺したまま留める），3分間の雀啄（鍼を上下に動かす），および2分間の置鍼の計10分間とした．その結果，置鍼の間は腱の血液循環に変化が認められなかったが，雀啄中に刺激側の腱の血液量が急激に増加した．さらに，鍼を抜いた後の回復過程（40分間）において，刺激側は血液量が高い値を維持し，非刺激側ではそれが徐々に増加した（図2-8B）．したがって，

鍼治療（特に鍼を抜いた後）により，腱の血液循環が中枢性の制御を受けていることがうかがえた．

■ おわりに

　ヒト生体における腱の力学的特性および血液循環に関する研究結果を紹介したが，いずれも知見がまだまだ不足しているため，一致した見解が得られていないのが現状である．したがって，各項において断定して述べることが難しいため（たとえば，「腱は伸展性の高い方が良い」など），それぞれのテーマに対して結論づけられなかったことはご容赦願いたい．今後の研究を通じて，腱の役割や可塑性に関する多くのデータが蓄積され，教科書的な記述が可能になることが期待される．

■■ 文　　献

1）Bobbert MF, Huijing PA, van Ingen Schenau GJ. An estimation of power output and work done by the human triceps surae muscle-tendon complex in jumping. J Biomech, 19: 899–906, 1986.

2）Fukashiro S, Itoh M, Ichinose Y, et al. Ultrasonography gives directly but noninvasively elastic characteristic of human tendon in vivo. Eur J Appl Physiol, 71: 555–557, 1995.

3）Kubo K, Kawakami Y, Fukunaga T. Influence of elastic properties of tendon structures on jump performance in humans. J Appl Physiol, 87: 2090–2096, 1999.

4）Kubo K, Ishigaki T, Ikebukuro T. Effects of plyometric and isometric training on muscle and tendon stiffness in vivo. Physiol Rep, 5: e13374, 2017.

5）Funato K, Ohmichi H, Miyashita M. Electromyographic analysis on utilization of elastic energy in human leg muscles, pp60–64. In: Winter DA, Norman RW, Wells RP, et al. eds., Biomechanics IX-A. Human Kinetics, 1985.

6）Kubo K, Kanehisa H, Takeshita D, et al. In vivo dynamics of human medial gastrocnemius muscle-tendon complex during stretch-shortening cycle exercise. Acta Phyiol Scand, 170: 127–135, 2000.

7）Fukunaga T, Kubo K, Kawakami Y, et al. In vivo behaviour of human muscle tendon during walking. Proc Biol Sci, 268: 229–233, 2001.

8）Ishikawa M, Pakaslahti J, Komi PV. Medial gastrocnemius muscle behavior during human running and walking. Gait Posture, 25: 380–384, 2007.

9）Sousa F, Ishikawa M, Vilas-Boas, et al. Intensity- and muscle-specific fascicle behavior during human drop jumps. J Appl Physiol, 102: 382–389, 2007.

10）Kubo K, Morimoto M, Komuro T, et al. Influences of tendon stiffness, joint stiffness, and electromyographic activity on jump performances using single joint. Eur J Appl Physiol, 99: 235–243, 2007.

11）Bojsen-Møller J, Magnusson SP, Rasmussen LR, et al. Muscle performance during maximal isometric and dynamic contractions is influenced by the stiffness of the tendinous structures. J Appl Physiol, 99: 986–994, 2005.

12) Kubo K, Kanehisa H, Kawakami Y, et al. Elasticity of tendon structures of the lower limbs in sprinters. Acta Physiol Scand, 168: 327-335, 2000.

13) Stafilidis S, Arampatzis A. Muscle-tendon unit mechanical and morphological properties and sprint performance. J Sports Sci, 25: 1035-1046, 2007.

14) Arampatzis A, De Monte G, Karamanidis K, et al. Influence of the muscle-tendon unit's mechanical and morphological properties on running economy. J Exp Biol, 209: 3345-3357, 2006.

15) Kubo K, Miyazaki D, Shimoju S, et al. Relationship between elastic properties of tendon structures and performance in long distance runners. Eur J Appl Physiol, 115: 1725-1733, 2015.

16) Beger RA. Effects of dynamic and static training on vertical jumping ability. Res Q Exerc Sport, 34: 419-424, 1963.

17) Kubo K, Kanehisa H, Fukunaga T. Effects of different duration isometric contractions on tendon elasticity in human quadriceps muscles. J Physiol, 536: 649-655, 2001.

18) Kubo K, Yata H, Kanehisa H, et al. Effects of isometric squat training on the tendon stiffness and jump performance. Eur J Appl Physiol, 96: 305-314, 2006.

19) Kubo K, Morimoto M, Komuro T, et al. Effects of plyometric and weight training on muscle-tendon complex and jump performance. Med Sci Sports Exer, 39: 1801-1810, 2007.

20) Foure A, Nordez A, Cornu C. Plyometric training effects on Achilles tendon stiffness and dissipative properties. J Appl Physiol, 109: 849-854, 2010.

21) Ishigaki T, Kubo K. Effects of eccentric training with different training frequencies on blood circulation, collagen fiber orientation, and mechanical properties of human Achilles tendons in vivo. Eur J Appl Physiol, 118: 2617-2626, 2018.

22) Kubo K, Ikebukuro T, Tsunoda N, et al. Noninvasive measures of blood volume and oxygen saturation of human Achilles tendon by red laser lights. Acta Physiol, 193: 257-264, 2008.

23) Kubo K, Yajima H, Takayama M, et al. Effects of acupuncture and heating on blood volume and oxygen saturation of human Achilles tendon in vivo. Eur J Appl Physiol, 109: 545-550, 2010.

24) Kubo K, Ikebukuro T. Effects of duration of heating on blood circulation of human muscle and tendon in vivo. Gazzetta Medica Italiana, 171: 731-737, 2012.

25) Kubo K, Yajima H, Takayama M, et al. Changes in blood circulation of the contralateral Achilles tendon during and after acupuncture and heating. Int J Sports Med, 32: 807-813, 2011.

3章 高強度運動における エネルギー代謝

1．糖を中心に考える

1）運動時のエネルギー供給を新たな視点で

　本章では，乳酸を中心に体内のエネルギー代謝の考え方について，特に持続時間が1〜2分程度の高強度運動時のことを中心に述べる．これまでよく行われてきた説明だと，短距離走や中距離走のような高強度運動では，筋内が無酸素状態になって乳酸ができ，その過程でできる ATP が主たるエネルギーとなる，といったことであろう．本章ではこうした説明のおかしい点を述べることを中心にする．著者の基本的な考え方は以下である．

　運動時のエネルギー供給は，特に運動開始時にはいい意味でいい加減であり，多くの反応がただちに重複して起こっている．その中で乳酸は糖の分解量と酸化量との差分を調整する働きをもち，利用されるエネルギー基質である．乳酸のこうした働きもあって，運動を継続すると徐々に適正なエネルギー供給に収まっていくと解釈できる．高強度運動では筋内では一時的には肺の酸素摂取量よりも早くまた多く酸素消費が起きている可能性が高い．そしてこれまでの運動生理学が肺の酸素摂取量を中心とし，ATP供給に3つの系が独立してあるように説明してきたことについて再考し，新たな視点すなわちエネルギー源を中心に考えることが必要であることを述べたい．

2）乳酸は糖分解の高進でできる

　乳酸ができるのはなぜなのかについてよくあった説明は，筋内に酸素がないから，あるいは酸素が足りなくなるから，ということであろう．そしてその乳酸は老廃物で疲労の素という見方がよくされてきた．これが誤りであることを述べることは本章の主たる目的の1つである．

　まずどんな運動をしていても心臓は動いていて，肺で血液に酸素が取り込まれている．その血液は運動すれば活発に体内を巡っている．心拍数が最大レベルになれば肺から出た血液が筋に行ってまた心臓に戻ってくるまでに10秒ちょっとしかかからない．それだけ酸素を含んだ血液が体内を巡っている．また元々筋内などにはある程度は酸素がある．どんな高

強度運動であっても，体内や筋内が酸素がない状態になることはあり得ない[1,2]．たとえば，ハーフマラソン程度の強度の運動でも血中乳酸濃度は上がっている．1時間を超えるような運動を無酸素状態で遂行しているわけがない．

　このように，乳酸ができるということが体内の無酸素状態を意味しないということについては，少し考えてみればどなたでも理解いただけることであろう．それなのに，「無酸素運動」という表現が未だに安易に使われている[2,3]．この用語のおかしさについては，まだなかなか理解されていないともいえる．それはおそらくは乳酸ができるのは酸素が足りないから，あるいは乳酸ができることによる ATP 供給が，その運動におけるエネルギーの主体と解釈しているからであろう．そこで乳酸産生についてさらに考えを進めていく．

3）糖分解と呼ぶ

　乳酸は糖，すなわち貯蔵糖であるグリコーゲンや血液の糖であるグルコースが分解される過程で生じる．脂肪からはできない．そこで乳酸の代謝を考えることは，糖の代謝を考えることと非常に近い．ここで一般的には糖の分解過程と乳酸の産生は「解糖系」と呼ばれることが多い．しかし著者は「糖分解」と呼んでいる．それは1つには一般的に解糖系というと，もともとはグルコースが乳酸になるまでをいうからである．運動の場合には，グルコースよりもグリコーゲンの方が糖の利用として重要である．しかしではグリコーゲン分解といってもよいのだが，これだとグルコースは関係ないようにもとれてしまう．そこでグリコーゲンもグルコースを含めて糖が利用される最初の段階ということで，著者は本章でも「解糖系」ではなく，「糖分解」と呼んでいる．そしてまず糖分解が乳酸産生を決めるのであって，酸素が決めてはいないということからは進めていく．

4）酸素が足りないのか

　乳酸ができるのは，糖分解量に対してミトコンドリアでの酸化可能量が少ない，すなわち酸素が足りないことで乳酸ができるという考え方がある．この考え方であれば，少なくとも乳酸ができる状態でも酸素があってミトコンドリアの働きは起きているということであるから，乳酸ができていることは無酸素状態ではないことは認めていることになる[4]．確かに糖分解量がミトコンドリアで対処できる量程度で進行するならば，見方としては糖分解量に対して，酸素が足りないという説明もあり得る．しかし糖分解活性はミトコンドリアの酸化活性の最大値では1ケタ違うレベルである（図3-1）[5]．そして高強度運動では糖分解が活発に起こるのであるから，ミトコンドリアでの酸化量が高まった糖分解量を，すべて対処できるよう

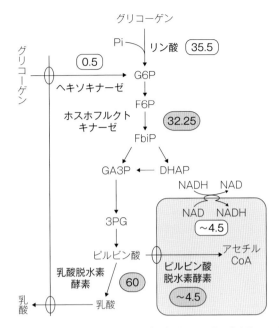

図3-1　30秒全力こぎにおいて，糖分解（32.25×2=64.5mmol/kg.min）とミトコンドリアの酸化（4.5mmol/kg.min）の差分（60mmol/kg.min）が乳酸産生となる（Sprietら，2000[5]）
Pi：無機リン酸，G6P：グルコース6-リン酸，F6P：フルクトース6-リン酸，FbiP：フルクトースビスリン酸，GA3P：グリセルアルデヒド3-リン酸，3PG：3-ホスホグリセリン酸，DHAP：ジヒドロキシアセトンリン酸，NAD：ニコチンアミド・アデニン・ジヌクレオチド，NADH：還元型ニコチンアミド・アデニン・ジヌクレオチド.

にはなりようがないのである.

　またもう少し強度の低い持久的運動ではどうだろうか．確かに糖分解量とミトコンドリアでの酸化量はより近い状態になると思われる．ただしここで長時間運動のように代謝が安定している状態では，酸素摂取量は運動強度に対してかなり精密にコントロールされていると考えられる．運動強度が倍になれば酸素摂取量は倍になる．乳酸ができるからといって，酸素摂取量のコントロールが崩れるのではない.

　一方でどう考えてみても，糖分解量はミトコンドリアの酸化反応量のように精密にコントロールされているとは思えない．糖の分解量とミトコンドリアの酸化反応の差分でできるのが乳酸であるが，このアンバランスは酸素不足というよりも，糖分解の高進が原因と考える方が自然である[4, 6]．乳酸産生を考えることは，まず糖分解量を考えることである.

5）分解活性の高さで誤解が生じる

　糖分解によるATP産生を考えるうえで大切なことに，糖分解は酸化活性に比べて活性が高いということがある．こうした代謝経路では一番活性が低い反応の段階が，結果的に全体の流れる量を決めることになるので，

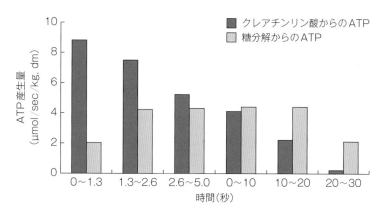

図3-2　高強度の電気刺激でクレアチンリン酸は20秒くらいまで徐々に低下．糖分解も最初から働いているが20秒くらいから低下する（Greenhaffら，1998[9]）．

　その段階を律速段階，その反応を司る酵素を律速酵素といったりする．糖分解の中ではホスホフルクトキナーゼや，グリコーゲンホスホリラーゼがその酵素として知られている．そしてそれらの糖分解の律速酵素でも，最大活性はミトコンドリアでの酸化活性よりも1ケタ違うレベルで高い[3,5]．

　このことから，糖分解によるATP産生でも運動は継続可能と誤解される．またこの誤解がさらに進んで，血中乳酸濃度が上がると，それは無酸素エネルギー供給のためという理解しかされないように思われる．確かに糖分解活性が酸化活性よりも1ケタ高いとなると，それは短距離走は糖分解だけで酸素を使わないで走れると解釈するのは，ある面では当然ともいえよう．しかし活性が1ケタ高いというのは事実であっても，ここでさらに考えるべきことは，その最大活性はどれだけの時間もつのかという点である．最大活性の状態が1分もつならば，短距離走において糖分解が主たるエネルギー供給源となり得るかもしれない．しかし実際にはそんなにはもたないのである．最大活性状態はもっても10～20秒程度であって，すぐに低下していってしまうのである[7,8]．たとえば電気刺激20秒ではもうかなりの程度落ちている（図3-2）[9]．400 m走でいえば，200 m地点程度ではもう落ち始めていて，300 mを過ぎるとわずかしか糖分解が進まなくなっているのが実態と考えられる[8]．

6）中距離走の後半は酸素消費で走っている

　こうしたことがより実験的にはっきりわかるのは，中距離走のような数分の運動である．800 m走を模して200 m，400 m，600 m，800 mを行い，運動後の最高血中乳酸濃度を測ったランニング実験で，200 mですでに大きく上がっている血中乳酸濃度が，400 m，600 mでの上がり方は小さく，600 mから800 mではほとんど変化はない[10]．ウマを用いた2分の120% $\dot{V}O_2$max強度による高強度走では，グリコーゲン分解が前半の1分で大き

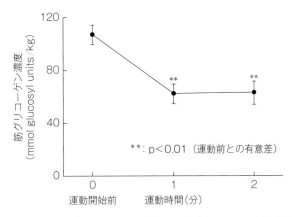

図3-3　サラブレッドの2分間120％V̇O₂maxの高強度運
動により，筋グリコーゲン濃度は最初の1分間で大きく低下
するが，後半1分間では低下しない（Kitaokaら，2014[11]）．

く起こり，後半の1分では有意なグリコーゲン低下は起きていない（図3
-3)[11].

　1～2分の高強度運動において，糖分解はスタート時から起こるが，す
ぐに低下してしまう．終盤は糖分解はほとんど起きないレベルになってし
まっている．そこで1～2分の高強度運動において，運動の終盤では酸素
を使って走るしかない．すなわち後半になるほど有酸素運動になるのであ
る．400 m走は無酸素運動の極致になっていくのではなく，後半になるほ
ど酸素を使うしかなくなっていく．

　また付け加えれば120％V̇O₂max相当強度での2分間の運動において，
後半の1分間は糖分解は多くは起きていないので，乳酸産生によるATP供
給は多くない．しかもそのときの酸素摂取量は95％V̇O₂max程度である．
それなのに120％V̇O₂maxの強度でなぜ走れるのだろうか．そのときのク
レアチンリン酸濃度も低下している．そうなるとそれは筋内や体内にある
酸素を消費して走っている，としか考えられないのではないだろうか．

2. 糖分解の特性から考える

1）糖分解ではエネルギー供給に大きくは貢献できない

　糖を分解する過程でATPができる．ただしそのままではこれ以上糖分
解を維持するのに必要なNADが減ってしまうので，ピルビン酸から乳酸
ができて，さらに糖分解が続くようにする．ミトコンドリアのない酵母や
乳酸菌などでは，こうしてATPを生み出すしかない．しかしここまでの
反応では糖の本来は生み出せるATPをすべて取り出しているわけではな
い．糖はミトコンドリア内でさらに分解されていって水と二酸化炭素にな
ることで，さらに多くのATPを生み出すことができる．

　一般に1つのグルコースから2つのATPが解糖系でできる一方，糖が完全に分解されれば38のATPができるとされる[3]．ATPのできる量に糖分解と完全酸化では10倍以上の差があるのであるから，運動時のエネルギー供給に一番貢献するのはミトコンドリアによるATP再合成であり，糖分解では大きな貢献はできないのは明らかである．またミトコンドリアが働かないような状況がもしもあるとしたら，それは運動に必要な多量のATP産生が不可能であることも明らかである．すなわち無酸素運動はあり得ない．

2）糖分解は過剰に起きている

　糖分解というのは，ミトコンドリアの酸化反応のように，エネルギー需要に見合って精密にコントロールされているとは思えない．いってみればアバウトで，過剰に起きてすぐ収まる特性があり，その結果として乳酸ができる．一方，できた乳酸がいずれミトコンドリアで酸化されていくことで，結果的に糖の酸化量が需要にあう，というのが実態である．たとえば動物実験で，特に人の手にまだラットやマウスが慣れていない状態では，興奮によって安静の血中乳酸濃度が4〜5 mmol/Lに上がるということはよく観察される．特に運動もしていないのにである．これだけでも糖分解と乳酸産生が，エネルギー需要に見合って起きているのではないことは明らかである．

　また糖分解と乳酸産生はグリコーゲン濃度に依存するので，グリコーゲンが減れば乳酸産生は低下する．前夜から絶食させて糖を減らしたマウスと，通常摂食条件のマウスで同じ高強度運動を行わせると，前夜からの絶食マウスの方が血中乳酸濃度が低い[3]．しかしこの場合，絶食条件と通常摂食条件で同じ運動を行っている．つまり通常摂食条件のように糖分解が起きなくても同じ運動ができるということは，通常摂食条件では糖分解が過剰に起きているともいえる．これは絶食マウスでは脂肪をより使っている可能性が高く，通常摂食条件では絶食マウスほど脂肪を使わないからともいえる．

　高強度運動を繰り返すインターバル運動では，2回目，3回目となるにつれ糖分解が落ちていく．それで酸素を使ったATP産生が主体になっていく（図3-4）[8]．乳酸産生が落ちるので，繰り返しの運動中に乳酸が利用される量が産生を上回り血中乳酸濃度が低下するということもみられる．

3）過剰に糖分解が起きてまた収まるの繰り返し

　このように糖分解は過剰に起きているといえる．たとえばマラソンを考える場合にもこの特性から考えることが有効である．マラソンを一定速度で走っているといっても，実際には短い坂道，給水所の混乱，その他に微

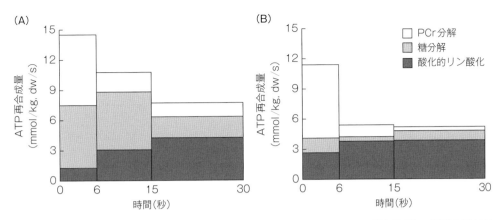

図3-4　30秒の全力運動を休息4分間を挟み3回行った（Aが1回目，Bが3回目）．運動3回目は糖分解が大きく低下し，ミトコンドリアの酸化主体で行われる．発揮パワーは1回目より26％低下したので，30秒の運動における糖分解の寄与は20〜30％程度ともいえる（Parolinら，1999[8]）．

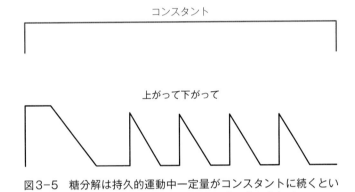

図3-5　糖分解は持久的運動中一定量がコンスタントに続くというより，上がって下がってを繰り返す場合と考えられる

妙なペース変化がある．ペースが少し上がることで，リン酸やADP濃度が少し高くなるといったことが要因になり，糖分解が起きる．その結果として乳酸ができる．そしてまた一定ペースに戻ることで糖分解が低下し，また同時にできた乳酸を使う．その繰り返しがマラソンと考えることもできる．したがってペースメーカーが一定ペースで先頭を走り，それについていくというスタイルが最近のマラソンに多いが，ペースメーカーによってペース変化がそれだけ起きにくく，糖分解を抑えることができる．

体内の糖の量はマラソンを走り切るには不十分であり，そこで糖が減ることとの戦いであるマラソンでは，過剰な糖分解をこうして抑えられれば，最後まで糖枯渇によるペースを防ぎながら走ることができることになる．つまり糖分解は，マラソンの間一定で起こるというよりは，起きては収まりを繰り返すと考えた方が実態に近い場合と考えられる（図3-5）．

4）糖の量は多くない

なぜこのように運動時に糖分解が最初高くて，その後すぐに低下するの

かの理由として考えられるのは，糖分解のエネルギー源である糖の貯蔵量との関係である．糖は水に溶け，反応が早いので大変使いやすいが，たくさんあると浸透圧を変化させるので多くの水が必要になる．また糖化と呼ばれるように，糖はタンパク質などにくっついて，その機能を損なってしまう．糖尿病とは，血中グルコース濃度が通常のレベルに下がらず高い状態が続いてしまう状態である．血管内に糖が通常よりも多いということで，血管にさまざまな問題が引き起こされる．

　そこで糖が多いのは困る点があるので，糖の体内貯蔵量は多くはない．血中グルコース濃度は1g/L程度だし，グリコーゲンとして体内に貯められている量は通常500g＝2,000 kcal程度である．1日何も食べないとかなり低下してしまうレベルの貯蔵量しかない．一方で運動すると必ず糖が使われている．特に前述のようにマラソンなどの長時間運動では，糖の量が多くはないことが，後半の疲労に大きく関係する．

5）グリコーゲンが低下するとダッシュもできなくなる

　糖の貯蔵量は多くはない一方で，糖は絶対必要なエネルギー源である．特に糖は脳の主たるエネルギー源なので，脳への糖供給に関係する血中グルコース濃度は，いつも一定レベルである必要がある．また筋グリコーゲンはダッシュなどのエネルギー源である．筋は筋線維の束であり，筋線維は筋原線維の束である．筋原線維には2つのフィラメントと呼ばれる構造があり，それが滑りあうことで長さが変わる．通常はこの2つのフィラメントの間には相互作用がない．単純にいえば2つのフィラメントが離れている．そしてフィラメントの周囲には筋小胞体があり，カルシウムイオンが貯められている．神経から収縮しろという信号がくると，カルシウムイオンが放出される．そうすると一方のフィラメントから出ているアームが他方に付くことができ，2つのフィラメントに相互作用ができ，それで筋収縮ができる．カルシウムイオンがまた筋小胞体に戻ることで，筋は弛緩状態に戻る．このように筋小胞体からのカルシウムイオンの出入りは，筋収縮において必須である．そしてこのカルシウムイオンの出入りには，ATPが必要であり，そのエネルギー源としてグリコーゲンが主として用いられると考えられる．したがって筋グリコーゲンが低下すると筋収縮が低下する[12]．

　筋グリコーゲンの低下は，マラソンの30 kmの壁と呼ばれるような後半の速度低下にも大きく関係する．また球技でも後半になると足が止まる場合に，筋グリコーゲン濃度の低下が大きく影響する．このように運動の主たるエネルギー源である糖の量は多くはない．そこで多く糖分解をしているとすぐに糖が減ってしまうので，糖分解はすぐに高められるが，高まった状態は長続きしない，させないと考えることができる[7]．

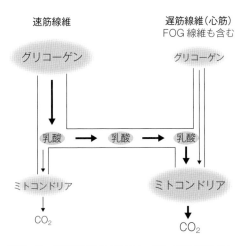

速筋線維　　　　　　　　　遅筋線維（心筋）
　　　　　　　　　　　　　　FOG線維も含む

図3-6　速筋線維のグリコーゲンが乳酸を介し
　　て遅筋線維や心筋で使われる

3．乳酸の代謝

1）できた乳酸はすぐに使われる

　乳酸は反応一段階でピルビン酸になり，ミトコンドリアの酸化反応系に入ることができる．ピルビン酸は通常，その筋中や血中の濃度が乳酸よりもかなり低い．つまりピルビン酸の濃度は乳酸レベルまで高まることはなく，すぐにミトコンドリアで酸化されるかあるいは乳酸になっている．しかも筋では通常，ピルビン酸が乳酸になる流れの方が，ミトコンドリアへの流れよりも強い．それで筋では酸素があるなしではなく，もともとの特性として，ピルビン酸から乳酸ができやすい[2,5]．

　一方乳酸濃度が上がってくると，逆方向にピルビン酸に戻る流れもできてくる．速筋線維では乳酸産生方向に進みやすく，遅筋線維では乳酸からピルビン酸方向に進みやすいという特性もある．速筋線維でできた乳酸が血液に出て，心筋や脳，非作業筋で使われるということもある．ともかくこのように乳酸は糖分解の高進で「一時的」にできるということである．一時的ということは，その乳酸はすぐにまた使われるということである（図3-6）．つまり乳酸は糖の分解量と酸化量との差分を調整する働きがある．

2）乳酸輸送担体MCTもかかわっている

　乳酸の細胞膜通過には輸送担体がかかわっていて，モノカルボン酸トランスポーター（MCT）と呼ばれる[13]．乳酸だけではなく，モノカルボン酸で総称される同様の基質に関する輸送にかかわるトランスポーターである．MCTは10以上あることが知られているが，乳酸の代謝に関連しているのは，速筋線維に多いMCT4と遅筋線維や心筋に多いMCT1である．

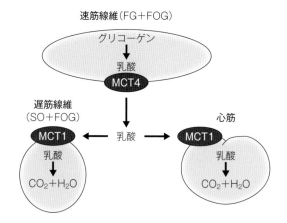

図3-7 速筋線維でできた乳酸が遅筋線維や心筋で使われる過程で，乳酸輸送担体MCT1とMCT4が働いている.

速筋線維でできた乳酸がMCT4を介して血液に出て，遅筋線維や心筋でMCT1によって取り込まれて利用されるという図式が描ける．速筋線維内で乳酸ができるので乳酸濃度が高くなるが，MCT4は比較的高濃度の乳酸輸送に適している．血液から乳酸を取り込むときには，血中乳酸濃度は速筋線維内に比べて低濃度である．MCT1も低濃度の乳酸輸送に適している特性をもっている．このようにMCT4とMCT1の輸送特性も，乳酸の代謝に合っている[13]．

　またトレーニングするとこれらのMCTが増えて乳酸輸送が高まり，乳酸の利用も高まる[14]．特にMCT1はミトコンドリアと関係が深く，乳酸酸化にかかわる[15]．ここでトレーニングによってミトコンドリアが増えることにPGC-1 α（peroxisome proliferator-activated receptor gamma coactivator）が関係していることが知られている．そしてMCT1もPGC-1 αを増やせば増える[15]．そこで持久的トレーニングでミトコンドリアが増えれば，MCT1も増えることになる．そうするとより乳酸を利用できることになる．速筋線維でできた乳酸が遅筋線維で使われるということは，速筋線維のグリコーゲンが乳酸になって，それが遅筋線維のエネルギー源になっているということである．また心筋もMCT1が多くミトコンドリアが多い組織であるから，心筋でも乳酸が多く使われている（図3-7）．

3）乳酸はミトコンドリアを増やすシグナル

　持久的トレーニングでPGC-1 αが増えると，ミトコンドリアだけでなくMCT1が増える[15]．一方で乳酸自身が，PGC-1 αを増やしミトコンドリアを増やすシグナルであることがわかってきた[16]．強度の低いあまりミトコンドリアが増えることが期待できにくい運動の前に乳酸を投与すると，ミトコンドリア最大活性がより高まることがわかった（図3-8）[17]．

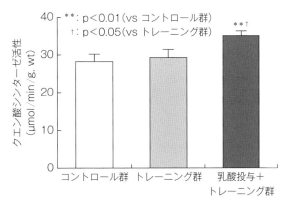

図3-8 トレーニング（20 m/分，60分，3週間）の直前に乳酸を投与するとミトコンドリア酵素活性が高まる（Takahashiら，2019[17]）．

また近年高強度のインターバルトレーニングが，筋にミトコンドリアを増やすトレーニングとして注目されている[18]．そして高強度インターバルトレーニングでは，多くの乳酸が産生される．そこで乳酸がミトコンドリアを増やす因子であることは，高強度インターバルトレーニングの効果からもわかる．乳酸が多くできることは，糖を多く使ったということである．糖を多く使ってしまうと動けないことになる．それは獲物を捕るうえ，また自分が獲物にならないためには望ましくない．そこで乳酸が多くできる＝糖が減ることに対して，糖があまり減らないようにする＝ミトコンドリアを増やす，という図式が考えられる．このことは，乳酸は糖からできるので，結果として糖の量を大きくは減らさないようにする「センサー」になっている，というように考えることができる．

4）乳酸が最終産物とするのも誤解の元

よく乳酸は解糖系の最終産物といった表現がされている．この最終産物という表現が，乳酸は運動では溜まるだけで運動後に糖に戻される，という説明にもつながっていることが考えられる．確かに解糖系という流れだけで考えるならば，乳酸が最後にあることになる．しかし実際には乳酸はすぐに使われているエネルギー基質である．また解糖系の最終産物と考えることは，結局解糖系だけを独立させて考えていることになる．しかし実際には乳酸がミトコンドリアで使われるということは，解糖系が独立しているのではなく，ミトコンドリアの酸化反応と強くリンクしているということでもある．乳酸がどんどん使われているという点でも，またミトコンドリアと関係が深いという点でも，乳酸を解糖系の最終産物と考えるだけなのは実態に合っていない[2,3]．そしてこのように解糖系が独立したシステムかのように考えるのは誤解の元であるということも，本章で述べたい大切なことである．また繰り返すが解糖系はグルコースから乳酸の代謝を

行っているのが基本なので，著者は糖分解と表現している．そこで次にこうした3つのシステムで考えることの問題点へと論を進める．

■ 4．3つの系で考える問題点

1）運動時のエネルギー供給は3つの系？

　運動生理学で説明されるエネルギー供給機構というと，3つの系が出てくるのが通常であろう．ATPの再合成のされ方は3種類ある．1つはクレアチンリン酸によるもの，2つめは糖を分解する過程でできるもの，そして3つめはミトコンドリアによるものである．これらはすべてに「系」をつけてATP-CP系，解糖系，酸化系と呼ばれるのが通常であろう．本章ではこのように3つのATP再合成の仕方がある，とするのを問題にするのではない．著者の主張したいことは，このように3つの系からなると説明することで，あたかもこの3つが独立したシステムで，それぞれが独自に働いているかのような印象をもってしまうのが，無酸素運動といった誤解を生んでいるのではないかということである．

　そこで3つの系があるといった捉え方は，あまりしない方が誤解を生まないのではないかというのが著者の考えである．3つの系というが実際には，ミトコンドリアによるATP再合成が大きくあり，それに付随してクレアチンリン酸や糖分解のATPが補助的に働いている．すなわち3つの系ではなく，ただ1つ酸化系があって，その補足として別の2つのATP再合成をするシステムもある，というのが実態と考えるのである（図3-9）．

2）クレアチンリン酸

　ATP-CP系とは要するに，ATPとクレアチンリン酸が使われているということである．クレアチンリン酸はATPの代わりにATPの4〜5倍量が貯められていて，ダッシュなどを行うとすぐATP再合成に使われる．したがってATP-CP系が運動開始時のATP供給に大きく貢献すると考えるのは理解できる．以前は最初の7秒間はATP-CP系だけで行われるといった説明がよく行われていた．しかしこれは誤りで，7秒間でもミトコンドリアの反応は起きているし，糖分解も起きている．そしてここで考えるべきは，クレアチンリン酸はどうやってできているのか，ということである．クレアチンリン酸はミトコンドリアでできたATPが形を変えているものである．酸化系はATPを生み出すシステムのことをいっていて，ATP-CP系は酸化系でできたATPの使われ方をいっている．このこと自体が，酸化系とATP-CP系と区別することのおかしさを物語っている．この2つは独立したシステムではなく，いってみれば一緒のシステムである．

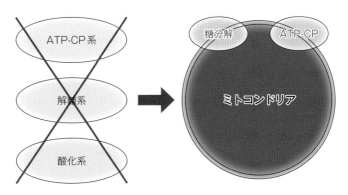

図3-9　3つの系が独立して働いているのではなく，ミトコンドリアが中心である.

3）3つの系はそれぞれが独立したシステムではない

　ミトコンドリアがATPを再合成することは，クレアチンリン酸を再合成するのとほぼ同義である．短距離走中にもATPとクレアチンリン酸の再合成は起きていると考えられる．たとえば足のサイクル中で片脚が接地して力発揮をしている筋を考えると，この接地時にクレアチンリン酸が使われ，一方遊脚期にはクレアチンリン酸が合成されていることが考えられる．ただし，使われる量の方が合成される量よりも多いので，次第にクレアチンリン酸量は低下していくことになる．そしてクレアチンリン酸はミトコンドリアとリンクしているのであるから，クレアチンリン酸を使う運動だから無酸素運動といった証にもならない．3つの系はATPの作られ方の区別ではあるが，一方でATPを作るシステム（酸化系），ATPの使われ方（ATP-CP系），ATPを作るエネルギー源（解糖系）のこともいってもいる．この点も3つの系とする説明が誤解を生みやすい点である.

4）糖の視点が必要

　グリコーゲンが減ってしまうとダッシュもできなくなってしまう．このことは野生動物で考えれば，目の前の獲物を捕れないことであり，また逆に自分が他の獲物になってしまうということになる．それでは生きていくことができない．そこで野生動物，またその流れの先にあるわれわれの筋では，ダッシュするととりあえず糖を分解してダッシュ力を高めようとする．しかしあまりグリコーゲンを使い続けているとすぐ減ってしまうので，たくさんは使い続けないようになっていると考えられる．そこで糖分解の高進とその結果としての乳酸の産生は，運動開始時には過剰に進む一方で，過剰な糖分解は長続きはしないですぐに低下する．その後は過剰の糖分解でできた乳酸をミトコンドリアで利用する，というのが高強度運動における乳酸の主たる代謝様相である．このような乳酸の特徴は，乳酸は糖からできるという視点があってこそ理解できることである.

　これまでの運動生理学は，酸素摂取と供給を中心として発展してきた．そのこと自体は問題ではない．しかし酸素摂取の視点に加えて，エネルギー源からの視点が必要なのである．また高強度運動において，肺の酸素摂取量と筋での実際の酸素消費量には大きく差がある可能性が考えられる．120 % $\dot{V}O_2$max での2分間運動の後半1分の例からそれは明らかである．乳酸は酸素がないから足りないからできるとするのでは，乳酸とその関連するエネルギー代謝の特徴は理解できない．マラソン後半に糖が減って疲労するがその際には乳酸もできなくなっている．そこで乳酸ができないから疲労するといえるのだが，このことは酸素摂取だけで考えていると理解できない．また高強度運動の開始直後に糖分解は過剰に起きているということも理解できない．酸素摂取にエネルギー源からの視点を加えることが必要である．そしてATP供給に3つの系が独立してあるような理解は，実態に合っていない．ただ1つの酸化系があって，それに付随して2つのATPの再合成のやり方もあるという方が実態にあっている．

📖 文　献

1）Connett RJ, Gayeski TEJ, Honig CR. Lactate accumulation in fully aerobic, working dog gracilis muscle. Am J Physiol, 246: H120-H128, 1984.

2）Gladden LB. Lactate metabolism: a new paradigm for the third millennium. J Physiol, 558: 5-30, 2004.

3）八田秀雄．乳酸サイエンス-エネルギー代謝と運動生理学-．市村出版，2017．

4）Conley KE, Kushmerick MJ, Jubrias SA. Glycolysis is independent of oxygenation state in stimulated human skeletal muscle in vivo. J Physiol, 511: 935-946, 1998.

5）Spriet LL, Howlett RA, Heigenhauser GJF. An enzymatic approach to lactate production in human skeletal muscle during exercise. Med Sci Sports Exer, 32: 756-763, 2000.

6）Christensen PM, Nordsborg NB, Nybo L, et al. Thigh oxygen uptake at the onset of intense exercise is not affected by a reduction in oxygen delivery caused by hypoxia. Am J Physiol Regul Integr Comp Physiol, 303: R843-R849, 2012.

7）Chasiotis D, Sahlin K, Hultman E. Regulation of glycogenolysis in human muscle at rest and during exercise. J Appl Physiol Respir Environ Exerc Physiol, 53: 708-715, 1982.

8）Parolin ML, Chesley A, Matsos MP, et al. Regulation of skeletal muscle glycogen phosphorylase and PDH during maximal intermittent exercise. Am J Physiol, 277: E890-E900, 1999.

9）Greenhaff PL, Timmons JA. Interaction between aerobic and anaerobic metabolism during intense muscle contraction. Exer Sports Sci Rev, 26: 1-30, 1998.

10）門野洋介．陸上中距離走（800m）のエネルギー代謝とトレーニング，pp42-61．八田秀雄編，乳酸をどう活かすかⅡ．杏林書院，2016．

11）Kitaoka Y, Endo Y, Mukai K, et al. Muscle glycogen breakdown and lactate metabolism during intensive exercise in Thoroughbred horses. J Phys Fitness Sports Med, 3: 451−456, 2014.

12）Ortenblad N. Role of glycogen availability in sarcoplasmic reticulum Ca^{2+} kinetics in human skeletal muscle. J Physiol, 589: 711−725, 2011.

13）Bonen A, Heynen M, Hatta H. Distribution of monocarboxylate transporters MCT1-MCT8 in rat tissues and human skeletal muscle. Appl Physiol Nutr Metab, 31: 31−39, 2006.

14）Yoshida Y, Hatta H, Kato M, et al. Relationship between skeletal muscle MCT1 and accumulated exercise during voluntary wheel running. J Appl Physiol, 97: 527−534, 2004.

15）Benton CR, Yoshida Y, Lally J, et al. PGC-1 α increases skeletal muscle lactate uptake by increasing the expression of MCT1 but not MCT2 or MCT4. Physiol Genomics, 35: 45−54,2008

16）Kitaoka Y, Takeda K, Tamura Y, et al. Lactate administration increases mRNA expression of PGC-1 α and UCP3 in mouse skeletal muscle. Appl Physiol Nutr Metab, 41: 695−698, 2016.

17）Takahashi K, Kitaoka Y, Matsunaga Y, et al. Effects of lactate administration on mitochondrial enzyme activity and monocarboxylate transporters in mouse skeletal muscle. Physiol Rep, 7: e14224, 2019.

18）Hoshino D, Yoshida Y, Kitaoka Y, et al. High-intensity interval training increases intrinsic rates of mitochondrial fatty acid oxidation in rat red and white skeletal muscle. Appl Physiol Nutr Metab, 38: 326−323, 2013.

4章 スポーツ選手のための食事戦略

　スポーツ選手の競技パフォーマンスを向上させるうえで，トレーニングのみならず食事も重要な戦略の1つとなる．近年，スポーツ選手のための効果的な食事・栄養素摂取法を研究する「スポーツ栄養学」が注目されている．本章ではスポーツ選手のための食事戦略について，主に持久系競技選手を対象とした手法と筋力系競技選手を対象とした手法とにわけて解説する．

1. 持久系競技選手のための食事戦略

1）運動時のエネルギー源

　食事から摂取する栄養素の中でも摂取量が多い炭水化物（糖質），脂質，たんぱく質を「三大栄養素」と呼ぶ．この中でも，たんぱく質は主に体づくり（筋肉作り）の材料として利用されるのに対して，糖質と脂質はエネルギー源として利用される．脂質のエネルギー密度は高く（1 g あたり9 kcal），また体脂肪として体内にも多く貯蔵されていることから，マラソンのような長時間運動を行っても，体内の脂質が枯渇するようなことはない．一方，糖質は骨格筋や肝臓にグリコーゲンという形で貯蔵されるが，脂質に比べてエネルギー密度は半分以下であり（1 g あたり4 kcal），その貯蔵量も脂質に比べてはるかに少ない．また高強度の運動時には，脂質よりも糖質が主なエネルギー源として利用される．したがって，比較的高い強度で長時間にわたって行われるような運動時には，グリコーゲン，特に骨格筋のグリコーゲン（筋グリコーゲン）が大きく減少・枯渇することで，パフォーマンスが落ちる（ペースが落ちる）ことになる．そこで，高強度で長時間にわたって行われる運動時においては，筋グリコーゲンが枯渇しないような対策が必要となる．

2）レース・試合前における糖質摂取

　長時間運動時に筋グリコーゲンが枯渇し，ペースダウンするのを防ぐためには，まず運動開始前にその体内貯蔵量をできるだけ増やすことが重要となる．図4-1 に示したように，運動開始前の筋グリコーゲン濃度が高

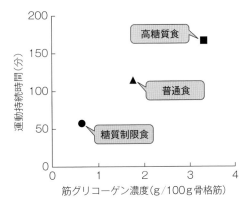

図4-1　運動開始前の筋グリコーゲン濃度と持久的運動能力との関係（Bergströmら，1967[1]より改変）

パフォーマンステスト3日前にグリコーゲンを枯渇させる運動を行い，その後，糖質の含有量が異なる食事を3日間摂取した．パフォーマンステストとして，75％VO₂max強度での自転車運動の持続時間を測定した．

ければ高いほど，持久的な運動をより長時間にわたって行えることが明らかとなっている[1,2]．そこで，持久系競技のレース前には「グリコーゲンローディング」と呼ばれる栄養学的手法を用いることが多い．

　初期に考案されたグリコーゲンローディング法では，①試合の1週間ほど前に高強度の運動を行い，筋グリコーゲン量を一旦大きく減少させる，②その後3日間は糖質がほとんど含まれない食事（糖質制限食）を摂取し，筋グリコーゲンが枯渇した状態を維持する．これにより，骨格筋が糖質を「渇望」するような状況を作り出す．③その後3日間にわたり糖質量の多い食事（高糖質食）を摂取し，筋グリコーゲンを回復させる，という手法が用いられていた（初期型，**図4-2A**）．このような方法により，単に筋グリコーゲン量が通常の水準に回復するだけではなく，さらに高いレベルにまで増加するようになる（**図4-2B**）[3]．この現象は「グリコーゲン超回復」と呼ばれている．しかしながら，運動後に糖質制限食の摂取を数日間続けることで，下痢や疲労感などの症状を訴える人が多くいたため，改良型として，運動後，最初の3日間は糖質制限食の代わりに通常の食事を摂取することがその後提案された（**図4-2A**）[3,4]．

　初期型と改良型グリコーゲンローディング法は，ともにレースや試合の数日〜1週間ほど前にグリコーゲンを減少させる運動を行うことになる．しかしながら，レースの直前にこのような強度が高めの運動を行うことで疲労が残る危険性もある．トレーニングを十分に積んだ人では，骨格筋が細胞内へと血糖を取り込む能力，さらにはグリコーゲンを合成する能力が著しく高まった状態にある．したがって，そのような場合には試合に向けてトレーニング量を調整しながら，レースや試合の1〜3日前から高糖質食（糖質量：8〜12g/kg体重/日）を摂取することでも筋グリコーゲン量

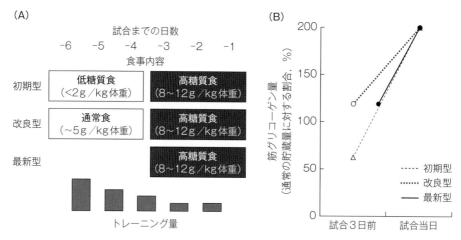

図4-2　各種グリコーゲンローディング法の概要（Burkeら，2017[3]より改変）

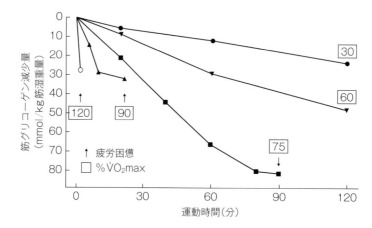

図4-3　異なる強度の自転車運動を行った際の大腿四頭筋におけるグリコーゲンの減少量と運動持続時間との関係（Saltinら，1971[5]より改変）
↑は疲労困憊になった時点を示し，□内の数値は運動強度（%$\dot{V}O_2$max）を表す．

　が十分に高まることから，現在ではこの手法が広く用いられている（図4-2A：最新型）[3]．

　グリコーゲンが1g貯蔵されると，約3g程度の水がグリコーゲンと一緒に細胞内に貯蔵されるため，その分体重が増えることになる（グリコーゲンローディングを行った場合，約1～2kgほど体重が増加する場合がある）．高強度・短時間運動では，素早いエネルギー供給が必要となるためグリコーゲンが主要なエネルギー源となるが，枯渇することはほとんどない（図4-3）[5]．したがって，そのような場合にはグリコーゲンの枯渇がパフォーマンスを制限する要因となる可能性も低く，グリコーゲンローディングを行う必要がないことが多い（1日にレースを複数回行う場合には，筋グリコーゲンを枯渇させないような対策が必要になるケースもある）．むしろグリコーゲンローディングを行うことで，体重が増加し，パフォーマンスが低下する危険性がある．また長時間運動であっても，重要

なレースの前になって初めてグリコーゲンローディングをするのではなく，まずは一度試してみて，体重増加がどれくらいあるのか，動きにくくならないのか，長時間運動の後半でもエネルギー不足にならないかなど，確認しておく必要がある．

3）レース・試合中における糖質摂取

　長時間運動時において筋での糖質の利用を維持し，パフォーマンスを向上させるためには，その運動中にスポーツドリンクなどの形で糖質を摂取することも重要となる．その際の糖質の摂取量としては，毎分あたり1g（1.0 g／分）という量が推奨されている[6]．また一度に多量に摂取するのではなく，10〜15分毎に小分けにして摂取すべきであるとされている[7]．糖質を速やかに体内へと供給し，その利用をさらに高めたい場合には，複数の糖質を混ぜたものを摂取した方が効果的である．たとえば，代表的な糖質（糖類）の1つであるブドウ糖（グルコース）だけを多量に摂取してもさらなる効果は得られないが，その一部を果糖（果物に含まれる糖類，フルクトース）に代えて摂取した場合には小腸での吸収が高まり，多くの糖質を体内に供給できるようになる．その結果，運動中により多くの糖質を利用できるようになり，強度の高い運動を持続できるようになる．現在のところ，ブドウ糖と果糖の摂取量・摂取比率としては，ブドウ糖：果糖＝1.2 g／分：0.6 g／分＝2：1という値が推奨されている[8]．

4）レース・試合後における糖質摂取

　1日の中でトレーニングや試合を複数回行う場合には，最初の試合や練習で消費した筋グリコーゲンを次の練習や試合までに回復させることが必要となる．運動後に筋グリコーゲンを速やかに回復させるためには，体重1kgあたり1.0〜1.2 g程度の糖質を毎時間摂取することや[9]，一度に摂取せずに15〜30分毎に15〜30 gずつ小分けにして頻回摂取することが推奨されている[10]（図4-4）．

　運動後に筋グリコーゲンを速やかに回復させるためには，糖質を摂取するタイミングも重要である．まったく同じ量・組成の糖質を摂取したとしても，長時間運動の直後に摂取した場合に比べて，運動終了2時間後に摂取した場合には，筋グリコーゲン回復率が低下してしまう（図4-5）[2, 11]．現在のところ，速やかな筋グリコーゲン回復のためには，運動終了後30分以内に糖質を摂取することが推奨されている[12]．ただし，運動終了後においてこのような速やかな糖質補給が必要となるのは，1日の中で試合やトレーニングが複数回行われる場合，すなわち，次の試合やトレーニングまでの回復時間が限られているときだけである．試合やトレーニングが次の日まで行われず，グリコーゲンを回復させるのに十分な時間（8時間

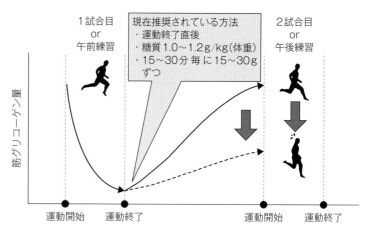

図4-4 トレーニング・試合を1日に複数回行う場合の筋グリコーゲン
回復法（寺田，2017[2]，p87より改変）

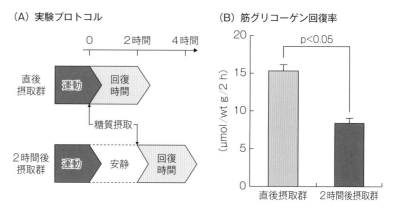

図4-5 運動後の糖質摂取のタイミングが筋グリコーゲン回復率に及ぼす影
響（Ivyら，1988[11]より作図）
まったく同じ量・組成の糖質溶液を摂取しても，運動終了直後に摂取した場合に比べ
て，運動終了2時間後に摂取した場合には，筋グリコーゲンの回復率が低下してしまう．

以上）がある場合には，運動後の糖質摂取のタイミングの違いは大きく影
響せず，同程度にまで回復する．

5）日々のトレーニングにおける糖質の摂取量

　レース前やレース中だけではなく，普段のトレーニング期間中において
も糖質を適正量摂取することが重要である．表4-1には，トレーニング
量に応じた糖質摂取量を示した[13]．実施したトレーニング量に見合った
エネルギーおよび糖質を摂取し，翌日のトレーニング開始までにグリコー
ゲン量を回復させておくことができなければ，質の高いトレーニング（運
動強度の高いトレーニング）を行うことができなくなる．

表4-1　トレーニング量別の推奨糖質摂取量
(International Olympic Committee，2016[13] より改変)

トレーニング量		糖質摂取量の目標値
Light (軽め・少なめ)	低強度の運動もしくは技術練習を実施する場合	3〜5g/kg体重/日
Moderate (中程度)	中程度の運動プログラム (〜1時間/日程度の運動を実施する場合)	5〜7g/kg体重/日
High (多め)	持久的な運動プログラム (例：1日1〜3時間の中〜高強度の運動を実施する場合)	6〜10g/kg体重/日

2．筋力系競技選手のための食事戦略

1）骨格筋肥大とたんぱく質摂取

　骨格筋は体重の約40％を占める生体内で最大の組織であり，スピードやパワーが求められる競技においては，その量を増加させることが重要となる．骨格筋組織は，その70〜80％を占める水分を除けば，たんぱく質が主な成分となっている．したがって骨格筋量を増加させるためには，たんぱく質をいかに摂取するかということが重要になってくる．

　骨格筋のたんぱく質（筋たんぱく質）をはじめとして，生体内のたんぱく質は常に合成と分解を繰り返している．図4-6[14] に示したように，食事を摂取していない空腹時には，たんぱく質の分解が進むのに対して，食後にはたんぱく質の合成が高まる．通常の生活を送っている際には，たんぱく質の分解量と合成量がほぼ同じであり，そのため骨格筋でも大きな肥大や萎縮もみられず，筋量がほぼ一定に保たれているようにみえる．一方，骨格筋が肥大する場合には，このバランスが崩れ，分解量に比べて合成量が上回ることになる．

　筋力トレーニングは，筋たんぱく質の合成と分解の両方を活性化する効果をもっている（図4-7）[15]．しかしながら，トレーニングを行っただけでは，筋たんぱく質の合成量に比べて分解量の方が大きくなっており，筋たんぱく質の合成と分解のバランスもマイナス（分解が優位）に傾いている（図4-7）[15]．したがって，このままでは筋肥大は生じることはない．つまり筋力トレーニングだけでは筋肥大が生じることはなく，トレーニング後に適切な食事，特にたんぱく質の摂取が必要となる．筋力トレーニング後に食事・たんぱく質を摂取した場合，トレーニングをせずにたんぱく質を摂取しただけの場合に比べて，筋たんぱく質の合成量が著しく増加する（図4-8）[16]．つまり，筋力トレーニングは，それ自体に筋たんぱく質の合成を促進する効果があるだけではなく，たんぱく質を摂取した際の筋たんぱく質合成をさらに高める効果がある．筋力トレーニングと栄養摂取

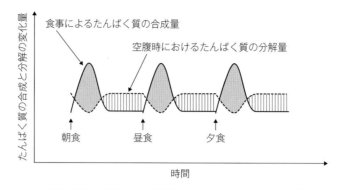

図4-6　日常生活におけるたんぱく質の合成と分解（藤田, 2015[14]より改変）

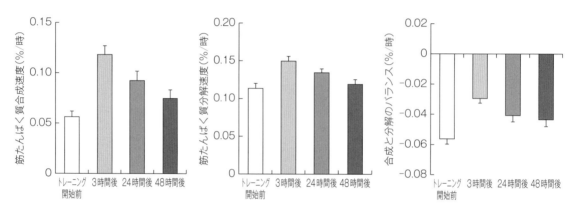

図4-7　一過性の筋力トレーニング後の筋たんぱく質の合成と分解速度の変化（Phillipsら, 1997[15]より改変）
筋たんぱく質の分解が亢進しているのは, 一過性の筋力トレーニング終了後24時間目までであるが, 筋たんぱく質の合成は48時間後においても高く維持されている. ただし, 食事・栄養素を摂取しないままでいると, 合成と分解のバランスはマイナス（分解が優位）となったままである.

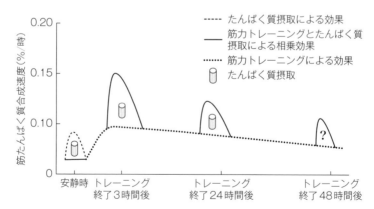

図4-8　筋力トレーニングとたんぱく質摂取の組み合わせによる筋たんぱく質合成に対する相乗効果（Churchward-Venneら, 2012[16]より改変）
筋力トレーニング後では, 骨格筋においてたんぱく質に対する感受性が亢進し, ただ単にたんぱく質を摂取した場合に比べて, より大きな筋たんぱく質合成促進効果が得られる. また, そのような効果はトレーニング終了後少なくとも24時間目まで持続する.

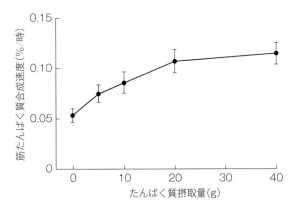

図4-9　トレーニング後のたんぱく質摂取量と筋たんぱく質合成速度との関係（Moore, 2009[17] より改変）
一過性の筋力トレーニング後にたんぱく質を5～40g摂取した結果,
20gまでは摂取量に比例して筋たんぱく質合成の増加が認められた.

の効果が組み合わさり, それが繰り返されることで筋肥大が生じることになる.

2）たんぱく質の摂取量

　以上のように, トレーニング後にたんぱく質を摂取することで, より高い筋たんぱく質の合成効果が得られるということであるが, では, たんぱく質をどれくらい摂取すべきなのであろうか. 図4-9 には, 筋力トレーニングを1回行った後にたんぱく質を5～40g摂取した際の筋たんぱく質の合成速度を示した. 摂取量が20g（約0.25g/kg体重）までは, 摂取量に比例して筋たんぱく質合成速度が高まるが, それ以上（40g）摂取しても, 筋たんぱく質合成はさらに増加することはない[17]. このような結果に基づき, 現在のところ20～30g（0.25～0.4g/kg体重）が運動後のたんぱく質摂取量として推奨されている.

　運動後を含めて, 1日全体でのたんぱく質の摂取量はどれくらいにすべきであろうか. 健康的な一般人において, 体内のたんぱく質量を維持するために必要とされる摂取量は, 体重1kgあたり0.7～0.9g/日程度であるとされている[18]. 一方, トレーニングを行っている人では, より多くの筋量（筋たんぱく質量）を維持し, さらには肥大させるために, たんぱく質の必要量が一般人に比べて多くなる. 国際オリンピック委員会, アメリカスポーツ医学会から発表されているガイドラインや公式見解においても, スポーツ選手のたんぱく質摂取量として, 体重1kgあたり1.2～2.0g/日という値が示されている（競技種目の特性や個人差などを考慮し, 少し幅を持った設定となっている）[9, 13].

　筋力トレーニング後に20～30g, 1日の総摂取量が～2.0g/kg体重という摂取量が推奨されているが, 実際に1日の中でどのようにたんぱく質を

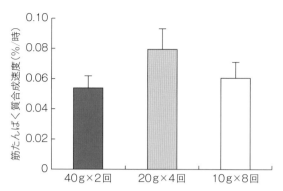

**図4-10　トレーニング後のたんぱく質の摂取方法と筋たんぱ
く質合成速度との関係**（Aretaら，2013[19]より改変）
一過性の筋力トレーニング後に80gのたんぱく質を2回（40gずつ）
もしくは8回（10gずつ）に分けて摂取した場合に比べて，4回（20g
ずつ）に分けて摂取した場合に,筋たんぱく質合成速度が最も高くなる.

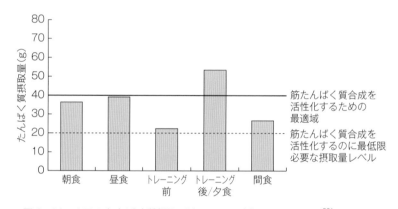

図4-11　1日のたんぱく質摂取パターンの一例（Egan，2016[20]より改変）

摂取すべきなのだろうか．図4-10に示したように，筋力トレーニング
後の回復期（12時間）において，80gのたんぱく質を40gずつ2回に分
けて摂取した場合や10gずつ8回に分けて摂取した場合に比べて，20g
ずつ4回に分けて摂取した場合の方が，筋たんぱく質合成速度が高くな
る[19]．したがって，一度に多量に摂取したり，小分けにしすぎたりする
のではなく，筋たんぱく質の合成を増加させる閾値といわれる20gを保
ちながら，1日の中で数回に分けながらたんぱく質を摂取した方が効果的
である（図4-11）[20]．

3）たんぱく質摂取のタイミング

　図4-8に示したように，筋力トレーニングそのものによる筋たんぱく
質の合成効果は，そのトレーニング終了から数時間目までが最も高くなっ
ている．さらに，トレーニング直後の方が，たんぱく質摂取による筋たん
ぱく質の合成促進作用も高くなっている．したがって，トレーニング終了

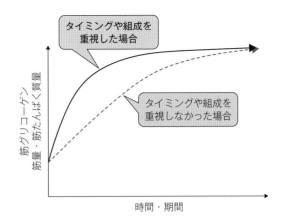

図4-12　運動後の糖質やたんぱく質の摂取による効果の考え方
（寺田，2017[2]，p139）
回復時間やトレーニング期間が限られており，効果をできるだけはやく
得たい場合には，タイミングや組成を重視する必要がある．十分な摂取
量が確保できていれば，時間をかけることで同じ効果が期待できる．

から早い時間帯にたんぱく質を摂取するほど，筋たんぱく質合成に対する
高い効果が得られるといわれている（図4-8）．

　ただし，筋たんぱく質の合成が高まったとはいえ，最終的には，このよ
うな筋力トレーニングやたんぱく質摂取を長期間行い，実際に筋量や筋力
が増加するかどうかが最も重要である．ある解析結果によれば，トレーニ
ング期間を長期間（6〜21週間）確保できるような場合には，トレーニン
グ前後のたんぱく質摂取のタイミングが違っても，適量のたんぱく質を摂
取し続けることができれば，筋量や筋力は同様に増加することが示されて
いる[21]．つまり，長期的にみると，たんぱく質摂取のタイミングによる
違いはそれほど大きくはないようである．

　先述したように，運動後の糖質摂取とグリコーゲン回復に関しても，次
の試合までに十分な時間が確保できる場合には，急いで糖質を摂取する必
要はない．同様に，筋量・筋力増強のための十分な時間・期間が確保でき
るのであれば，たんぱく質の摂取タイミングを考慮する必要性は低くなる
ようである（図4-12）．逆に，できるだけはやく筋量・筋力を増強したい，
また，すぐ後に控えている試合までにグリコーゲンを回復させたいという
場合には，やはりタイミングなどに対しても注意を払う必要がでてくる．

4）プロテインサプリメントの効果

　先述したように，スポーツ選手のたんぱく質摂取量として，1日，体
重1kgあたり1.2〜2.0gという値が推奨されている．この2.0g/kg体重
という量は，1日3食の食事から十分摂取可能な量である．簡単な一例を
示すと図4-13のようになる．体重70kgで体重1kgあたり2g，合計
140gのたんぱく質を摂取しようとした場合，何か特別な内容の食事に変

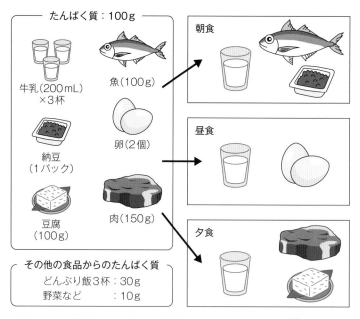

図4-13　食事からのたんぱく質摂取の一例（寺田，2017[2]，p133）
体重70kg，140g（2g/kg体重/日）のたんぱく質量を摂取する場合．

える必要はない．肉，魚，鶏卵，大豆製品などたんぱく質を多く含む食品を少し意識して摂取するだけで，たんぱく質，さらには他のさまざまな栄養素の目標摂取量を達成することは十分可能であり，市販されている高価なプロテインサプリメントを使用する必要性は低いといえる．

　また，プロテインサプリメントに関するこれまでの研究結果を解析したところ，プロテインサプリメントによる筋力・筋量の増加効果が認められるのは，食事からのたんぱく質摂取量が1.6g/kg体重/日未満の場合であることが示されている[22]．つまり，普段の食事の中でたんぱく質をある程度摂取することができていれば，高価なプロテインサプリメントを付加的に摂取しても，さらなる効果は期待できないといえる．

　ただし，一人暮らしの大学生アスリートなどでは，このような食事を毎食準備することは難しく，たんぱく質の摂取量が不足しがちになるかもしれない（たんぱく質だけではなく，他の栄養素も不足傾向になるが）．また，練習後に家に帰ってから食事を準備して，いざ食べようとしたときには，先に説明したような筋たんぱく質の合成効果が高い時間帯を過ぎてしまうかもしれない．このような場合においては，確かにプロテインサプリメントを摂取する意義・メリットがでてくるだろう（ただし，しっかりとした食事を整えることをまずは目指すべきである）．

5）減量・けがによる骨格筋の萎縮とたんぱく質

　運動選手にとって体重管理，特に減量は非常に重要な問題である．たと

え同じ筋力をもっていたとしても，体重が軽い方が有利に働くことが多いため，筋量を増やす一方で筋力発揮に直接関与しない脂肪をできるだけ減らすことが重要となる．その際，できるだけ骨格筋量を落とさずに脂肪量だけを落として体重を軽くできることが望ましい．

　減量中には，エネルギー不足に伴って筋たんぱく質の合成が低下し，筋量が減少しやすくなる．このような筋量の減少を予防するためには，たんぱく質の摂取量を 1.8〜2.7 g/kg 体重/日に増やすと効果的であるといわれている[19]．また，けがをしているとき（不活動時）にも，そのけがの程度や種類にもよるが，たんぱく質摂取による筋たんぱく質合成効果が低下してしまい骨格筋が萎縮する．その際にもやはり，たんぱく質摂取量は多め（体重 1 kg あたり〜2.5 g/日）に確保することが推奨されている[22]．けがに伴い活動量が低下するため，エネルギー摂取量も減らすことが多いが，けがの治癒のためには思ったよりも多くのエネルギーを使用している．したがって，エネルギー摂取量を減らし過ぎてしまうと，けがの治癒が遅れてしまうこともあるので，注意が必要である[23]．

📖 文　　献

1）Bergström J, Hermansen L, Hultman E, et al. Diet, muscle glycogen and physical performance. Acta Physiol Scand, 71: 140‑150, 1967.

2）寺田　新．スポーツ栄養学−科学の基礎から「なぜ？」にこたえる−．東京大学出版会，2017．

3）Burke LM, van Loon LJC, Hawley JA. Postexercise muscle glycogen resynthesis in humans. J Appl Physiol, 122: 1055‑1067, 2017.

4）寺田　新．エネルギー補給（糖質，脂質），pp80‑95．髙田和子，海老久美子，木村典代編著，エッセンシャルスポーツ栄養学．市村出版，2019．

5）Saltin B, Karlsson J. Muscle glycogen utilization during work of different intensities, pp289‑299. In: Pernow B, Saltin B, eds., Muscle Metabolism During Exercise. Plenum Press, 1971.

6）Cermak NM, van Loon LJ. The use of carbohydrates during exercise as an ergogenic aid. Sports Med, 43: 1139‑1155, 2013.

7）Kerksick CM, Wilborn CD, Roberts MD, et al. ISSN exercise & sports nutrition review update: research & recommendations. J Int Soc Sports Nutr, 15: 38, 2018.

8）Jeukendrup AE. Training the gut for athletes. Sports Med, 47（Suppl 1）: 101‑110, 2017.

9）Thomas DT, Erdman KA, Burke LM. American College of Sports Medicine Joint Position Statement. Nutrition and Athletic Performance. Med Sci Sports Exerc, 48: 543‑568, 2016.

10）Beelen M, Burke LM, Gibala MJ, et al. Nutritional strategies to promote postexercise recovery. Int J Sport Nutr Exerc Metab, 20: 515‑532, 2010.

11）Ivy JL, Katz AL, Cutler CL, et al. Muscle glycogen synthesis after exercise: effect of time of carbohydrate ingestion. J Appl Physiol, 64: 1480‑1485, 1988.

12）Kerksick CM, Arent S, Schoenfeld BJ, et al. International society of sports nutrition position stand: nutrient timing. J Int Soc Sports Nutr, 14: 33, 2017.

13）International Olympic Committee. Nutrition for Athletes: A practical guide to eating for health and performance. 2016.

14）藤田　聡. 加齢に伴う筋量・筋機能維持に有効なアミノ酸摂取. 体育の科学, 65：807-811, 2015.

15）Phillips SM, Tipton KD, Aarsland A, et al. Mixed muscle protein synthesis and breakdown after resistance exercise in humans. Am J Physiol, 273: E99-E107, 1997.

16）Churchward-Venne TA, Burd NA, Phillips SM. Nutritional regulation of muscle protein synthesis with resistance exercise: strategies to enhance anabolism. Nutr Metab（Lond）, 9: 40, 2012.

17）Moore DR, Robinson MJ, Fry JL, et al. Ingested protein dose response of muscle and albumin protein synthesis after resistance exercise in young men. Am J Clin Nutr, 89: 161-168, 2009.

18）厚生労働省.「日本人の食事摂取基準（2015年版）策定検討会」報告書. 2014.

19）Areta JL, Burke LM, Ross ML, et al. Timing and distribution of protein ingestion during prolonged recovery from resistance exercise alters myofibrillar protein synthesis. J Physiol, 591: 2319-2331, 2013.

20）Egan B. Protein intake for athletes and active adults: current concepts and controversies. Nutr Bull, 41: 202-213, 2016.

21）Schoenfeld BJ, Aragon AA, Krieger JW. The effect of protein timing on muscle strength and hypertrophy: a meta-analysis. J Int Soc Sports Nutr, 10: 53, 2013.

22）Morton RW, Murphy KT, McKellar SR, et al. A systematic review, meta-analysis and meta-regression of the effect of protein supplementation on resistance training-induced gains in muscle mass and strength in healthy adults. Br J Sports Med, 52: 376-384, 2018.

23）Tipton KD. Nutritional support for exercise-induced injuries. Sports Med, 45（Suppl 1）: S93-S104, 2015.

5章 障害とスポーツ・身体運動

　本章では障害がある人と運動・スポーツとの関係について述べる．まず，障害がある人のスポーツの祭典として今や広く知られるところとなったパラリンピックを取り上げる．パラリンピックの発祥から発展の歴史を振り返りつつ，現状と課題を概観する．次に障害がある人の運動参加について，adapted sports，adapted physical activity の理念を紹介するとともに，障がいがある人にとって身体運動が本質的に重要である理由を解説する．本章の最後では，パラリンピアンに特徴的な脳の再編について紹介し，これを科学的に研究することのリハビリテーション科学領域における意義について考察する．

1．障害者スポーツの歴史とパラリンピック

1）障害者スポーツの発祥

　今日のパラリンピックを代表とする身体障害者スポーツは英国のストークマンデビル病院にその発祥地を求めることができる[1]．ストークマンデビル病院は，第二次世界大戦開始時に戦争による負傷者を処置するために開設された救急病院であったが，英国政府が脊髄損傷者の専門治療施設を各地に設置するとの方針を 1943 年に決定したことにより，同病院に脊髄損傷治療部門が開設され，脊髄損傷者の治療にその中心的役割が移行した．そして，1944 年からこの地で脊髄損傷者の急性期処置からリハビリテーションに至る当時としては画期的な一貫した治療とリハビリテーションシステムを構築したのが，Ludwig Guttmann（写真 5−1）をリーダーとするリハビリテーションチームであった．

　ストークマンデビル病院ではスポーツを医療行為の一環として取り入れることが大成功を収めたため，毎年開かれるスポーツフェスティバルとしての競技会をこの地で開催するようになった．この病院で当初行われたスポーツはダーツ，スヌーカー（ビリヤードに似た玉突きスポーツ），卓球，アーチェリー，水泳などの個人スポーツと，歩行用杖やホッケーのスティックを用いた車椅子ポロであった．しかし車椅子ポロは手や顔にけがをする人が続出したため，車椅子バスケットボールが行われるようになったとい

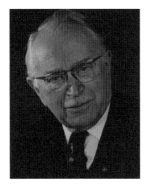

写真5-1　Ludwig Guttmann
(Frankel，2012[2])

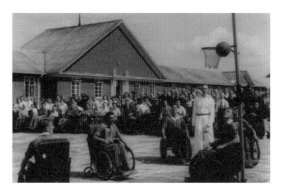

写真5-2　ストークマンデビル病院で車椅子バスケッ
トボールがプレーされ始めたころの様子．当時は駐
車場を利用して行われていた (Frankel，2012[2])

う（写真 5-2）[2].

　ストークマンデビル病院で行われた第 1 回目のスポーツ競技会は 1948
年，ロンドンオリンピックの開会日と同じ日に行われた．これはストーク
マンデビル競技会と呼ばれ四肢麻痺者のためのスポーツ競技会であった．
第 1 回時の参加者は英国の退役軍人男性 14 名，女性 2 名の計 16 名であ
り，競技種目はアーチェリー競技のみであった．続いて 1952 年にはオラ
ンダの退役軍人の参加も得，この大会が国際化するとともに国際ストーク
マンデビル競技委員会が設立された．そして，毎年 7 月末にストークマン
デビル病院運動場で競技会を開催すること，オリンピック開催年にはオリ
ンピック開催地で開催することが決定された．こうして障害者のための初
めての国際的スポーツ競技会が発足したのであった．

2）パラリンピックの発祥と発展

　ストークマンデビル競技会は 1960 年，ローマにてストークマンデビ
ル以外の場所で初めて開催され，続いて 1964 年には正式名称を「国際身
体障害者スポーツ大会」としてオリンピックとともに東京で開催された．
この大会をパラリンピック，東京パラリンピックと呼んだのである．パ
ラリンピックという名称は paraplegia（パラプレジア：対麻痺）のパラと
Olympic（オリンピック）を組み合わせた造語であり，日本で初めて用い
られた愛称であるという．パラリンピックが公式名称になったのは 1988
年のソウル以降であり，国際オリンピック委員会に正式に認められてから
である．ただし，パラの意味は対麻痺ではなく parallel のパラであり，オ
リンピックと並行して行われるもう 1 つのオリンピックの意味になったの
である．

　1989 年には国際パラリンピック委員会（International Paralympic
Committee：IPC）が発足し，以降パラリンピックを運営するようになっ

た．IPC は 1960 年にローマで行われた車椅子競技会を第 1 回パラリンピックとした．そして，1992 年のリレハンメル冬季パラリンピックからは IPC が主催権をもち，4 年に一度ずつオリンピック開催地でオリンピックの後に引き続いてパラリンピックを開催することになった．これ以降，パラリンピックは障害のある人々の純粋な競技会として高度なパフォーマンスを競い合う場へと突き進むことになる．現在ではオリンピック誘致都市はオリンピック同様にパラリンピック誘致計画の手続きが必要であり，オリンピックとパラリンピックは同一都市での開催が義務付けられている．

　以上，パラリンピックの歴史を振り返ると，当初ロンドンの郊外でリハビリテーション効果を上げることを主たる目的として取り入れられた車椅子スポーツが現在では医療目的から完全に離れ，障害のある人々の競技能力を競い合う，まさにトップアスリートの競技会として発展してきたことがわかる．

▎2．障害がある人の運動参加

1）adapted physical activity，adapted sports

　身体に障害がある人々の運動やスポーツのことを，かつては障害者体育，障害者スポーツなどと呼んでいた．しかし近年では，身体的な障害の有無ではなく，高齢者や妊婦など特別な配慮を必要とする人々が対象となる身体運動やスポーツを総称して adapted physical activity（APA）や adapted sports（AS）と呼ぶようになってきた．ここでいう特別な配慮とは，実施者の身体的特性に合わせた道具やルールの変更のことである．たとえば，車椅子バスケットボールで使用するコートやゴールの規格は健常者のバスケットボールと同一であるが，車椅子使用にあわせた独特のルールを設けている．第一に車椅子バスケットボールにはダブルドリブルのルールが適用されない．また，トラベリングは車椅子の車輪を 3 回以上押すことである．これらはすべて車椅子使用者に合わせた特別なルールといえる．このように用具やルールを参加者の特性に合わせることで，スポーツや健康・体力の増進を目的とした運動への参加を容易にしようというのが AS や APA の理念である．高齢者人口が急激に増加しつつある今日，AS や APA の役割はさらに大きくなることが予想される．

2）パラリンピック種目にみる障害者の運動参加の可能性

　パラリンピックは今日まさに adapted sports の中でも最も高いパフォーマンスを競う場となった．いうまでもなくパラリンピックアスリートは何らかの障害を有している．障害特性は個人によってさまざま大きく異なるため，できるだけ障害の程度が似通った者同士が競うようにしないと競技

の公平性が成立しない．そのためパラリンピックにはクラス分けというオリンピックにはない特有の制度が存在する．これは競技の公平性を担保するための制度であり，障害に応じた「クラス」を定めて，できるだけ障害の種類や重症度が近い選手同士で競うことができるようにするための必須の措置ともいえる．つまりクラス分けなくして競技としてのパラリンピックは成立しないといえる．しかし同時にクラス分けをとことん進めて細分化すると，1つのクラスに参加する選手の数が少なくなり，そもそもの競技性が失われるというジレンマがある．この点はパラリンピックを競技として成り立たせるためには永遠についてまわる課題であり，クラス分けが本質的に重要な理由でもある．

　上記を踏まえ，パラリンピックの陸上競技に出場する選手の障害とクラス分けの例をみてみよう．

　陸上競技は，視覚障害，知的障害，運動機能障害の3障害のクラスからなる．視覚障害，知的障害は運動機能には問題がない場合がほとんどであるが，視覚障害の場合は伴走者が付くことに特徴がある．視覚障害者マラソンを例にとってみると，伴走者が一緒に走ることで安全が確保され競技としても成立する．しかし伴走者が1名の場合は伴走者の走力が少なくとも選手同等以上ないと完走することができないため，選手のパフォーマンスを決定する1つの制限因子となり得る．そのため，途中で伴走者が交代することもある．運動機能障害は，立位可能か車椅子使用かで大きく分かれる．同じ立位種目であっても義足使用などの切断，切断部位，などでクラスが細かく分かれており，運動機能障害全体では20の異なるクラスが設定されている．

　近年，パラリンピックの認知度が高まるとともに，高性能義足に代表されるテクノロジー利用の是非が大きな問題となりつつある．パラリンピックアスリートの記録がオリンピックの記録を上回ることが予想されるようになり，パラリンピックアスリートがオリンピックに参加することの可否が議論されるようになってきた．この問題は今後，パラリンピック，オリンピックのあり方にかかわる本質的な課題となることも予想される．

3）障害者にとっての運動の意義

　パラリンピックを代表とする身体障害者のスポーツ競技会が社会に広く認知され，ますます盛んになる一方で，障害を有する人々にとって，健康管理や体力維持を目的とした身体運動の重要性が健常者以上に高まっていることの認知度は低いといわざるを得ない．身体運動の重要性の増大は医療技術の進歩に伴って障害者の寿命が大幅に延長してきたことと無縁ではない．すなわち，障害者の高齢化が進むに伴い，種々の二次的障害やいわゆる生活習慣病の多発が新たなしかも重大な問題として顕在化し，ここに

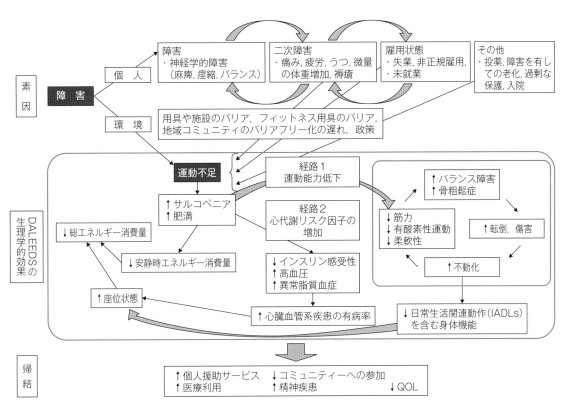

図5-1　DALEEDS（disability-associated low energy expenditure deconditioning syndrome）を説明する
　模式図（Rimmer ら，2012[3] より改変）

至って，それらを防ぐ意味での身体運動の必要性が高まってきたのである．

　多くの身体障害者は積極的に運動しない限り，極端な運動不足（麻痺部位の不動化，不使用）に陥り，それによって種々の重篤な二次的障害や生活習慣病を招く危険性が増大する．Rimmer ら[3] は障害があるためにエネルギー消費量が低下し，その結果として諸種身体の不調が生じることを，disability-associated low energy expenditure deconditioning syndrome（DALEEDS）と定義した（図5-1）．慢性的な運動不足がもたらす種々の悪影響はベッドレスト（長期臥床）やギプスによる不動化を用いた研究で明らかにされてきた．麻痺による四肢の不使用は，その部位ばかりか全身の状態に影響を及ぼす．したがって身体に障害がある人にとって，健康・体力の保持増進を目的とした身体運動の必要性は健常者以上に高いといえる．

　事実，身体の一部に障害があると日常の身体活動量や基礎代謝の低下があり，健常者に比べて，冠動脈疾患や耐糖能異常を起こしやすい[4]．このようにみてくると，身体の一部に障害がある人々にとっては，適度な身体運動量の確保が生理学的に不可欠なことがわかる．

4）代表的な障害と運動参加の実際

ここからは代表的な障害と運動について，それぞれまとめて説明する．

（1）パーキンソン病

パーキンソン病は進行性の神経疾患であり，脳内の神経伝達物質であるドーパミンの減少が原因とされている．ドーパミンは大脳基底核の一部である黒質に多く存在する神経伝達物質であり，ドーパミン細胞によって生成される．このドーパミンの減少は大脳基底核内のドーパミン細胞の減少に起因すると考えられている．ドーパミンの低下は，安静時振戦，筋の固縮，姿勢・歩行障害，運動速度の低下など，いわゆるパーキンソン病の主症状をもたらす．

パーキンソン病の症状には大きな個人差があるため，運動を処方する際には個人の特徴に応じた運動プログラムの作成がとりわけ重要となる．特にバランスや歩行能力のチェックは転倒リスクに直結するため不可欠である．そして，これらのチェックは比較的短い期間で繰り返しなされるべきである．それはパーキンソン病が進行性の疾患であり，症状の進行に応じて運動プログラムも変更する必要があるためである．体力テストは，一般的な有酸素性運動能，筋力，柔軟性に加えて，姿勢や歩行などのテストを加えてもよい．

運動プログラムの内容，特に運動の種類は前記したように個人の症状に応じて柔軟に選択すべきである．たとえば有酸素性運動は，バランス能力に問題がある場合トレッドミルを用いるよりはリカンベント型サイクルエルゴメータや座位での腕エルゴメータの方が安全である．水中運動も転倒の危険性を回避しつつ，適度な負荷を与えることができること，筋緊張の緩和の効果あることなどから，パーキンソン病には適切な運動といえる．

パーキンソン病は認知機能の低下を伴うことがあり，運動の教示が理解できないなどの支障が生じる場合もある．パーキンソン病のもう1つの特徴に薬剤の効果がある．多くのパーキンソン病患者が薬を服用しており，それによって，「on」状態と「off」状態と表現されるほどの劇的な状態の変化が生じる．

（2）脳血管障害

脳血管障害（cerebrovascular accident：CVA）とは，脳梗塞や脳出血，くも膜下出血など脳の血管に起因する障害の総称である．特に脳梗塞や脳出血など急激に症状が現れる病態を脳卒中と呼ぶ．後遺症として片側の上下肢麻痺（片麻痺）とともに痴呆や失語，性格の変化なども生じやすい．片麻痺には痙性麻痺と弛緩性麻痺の両タイプがある．一般に痙性片麻痺では上肢屈曲，下肢伸展の肢位が発現する．片麻痺者は麻痺側下肢の体重支持が低下するため，バランスを崩しやすい．スポーツ場面などでの上肢動作時には姿勢の安定化を図ることが困難である場合が多い．下肢の機能が

比較的良好な場合，トレッドミルや自転車エルゴメータを用いた有酸素性作業能テストが適用可能である．それらが困難な場合には，片側上肢エルゴメータを用いることもある．

　片麻痺者の場合，高血圧を合併していることや脳血流調節の障害を伴うことが多いので血圧のコントロールには厳重な注意が必要である．効果的なエクササイズを行うためには運動を指導する側だけではなく，実践者側もエクササイズの重要性や安全管理に関して十分理解する必要がある．

　片麻痺者のための有酸素性トレーニングには，通常の自転車エルゴメータや背もたれ付の自転車エルゴメータ（リカンベント式），トレッドミル歩行などがある．筋力トレーニングは近年ではさまざまな機器が開発されている．一般的にトレーニング効果を得るためには，オーバーロードの原則に従いある程度の負荷をかける必要がある．片麻痺者の場合にはかなり筋力レベルが低いことも多く，その場合，軽い負荷でも十分な改善が認められる．

（3）ポリオ

　ポリオ（急性灰白髄炎）とはポリオウイルスに感染することで発症するウイルス感染症のことである．ポリオウイルスは特定の神経線維にそって感染を広げ，脊髄全角細胞（運動ニューロン）など特定の細胞を好んで感染を広げ，それらの細胞を破壊する．それによって骨格筋と上位中枢神経との連絡が絶たれることで運動麻痺が生ずる．中枢神経内のどの部位が感染するかで麻痺の症状は異なる．幼児期にポリオに感染し，その後症状がなく，数十年後に突然，手足の筋力低下，しびれ，痛みなどが発現して，日常生活に支障をきたすほどの症状を呈することがある．これをポストポリオ症候群という．

　ポリオ患者，とりわけポストポリオの患者に対する体力テストを実施する際には，1）痛みがある部位や最近減弱化が進行している部位の使用を避けること，2）複雑な動きを要する装置の使用を避けること，3）なるべく最大下の力発揮となる体力テストを用いること，4）多くの筋が動員できる運動形態を用いること，などが推奨されている[5]．

　ポリオ患者の運動プログラムは日常生活動作の改善と歩行機能の向上が主目的となる．しかしポストポリオ症候群が発症している患者と未発症の患者では推奨される運動強度が異なる．具体的には，ポストポリオ患者では運動負荷が強すぎると運動ニューロンの死滅を早める危険性があるので特に注意が必要である．

（4）脊髄損傷

　脊髄損傷とは脊椎の損傷に伴いその中心部に存在する脊髄に損傷がおよんだ状態である．損傷した脊髄は非回復性であり，機能回復の程度は損傷の程度にもよるが，損傷前の状態に戻ることはほとんどない．残存機能の

状態は，損傷部位（高位）と損傷の程度で大きく異なる．国際的にはアメリカ脊髄損傷協会（American Spinal Injury Association）の基準に従って判定されることが多い．一般的には完全損傷の場合，損傷した脊髄髄節以下の運動麻痺と知覚麻痺，排尿・排便障害が起こる．残存運動機能は損傷髄節の高さ（高位）に応じて明瞭な差異が生じる．麻痺の程度は完全麻痺と不完全麻痺に大別される．脊髄損傷には随伴する各種合併症があるので，運動を行う際には対象者の合併症の状況を把握しておくことが望ましい．中でも褥瘡，体温調節障害，起立性低血圧，自律神経過反射などには注意を要する．

　上肢機能が残存する脊髄損傷者では腕エルゴメータや車椅子用トレッドミルを用いた有酸素性作業能テストを行うことができる．あるいは対麻痺者でも立位でエクササイズを行えるトレーニング装置を用いれば，ある程度の上肢筋力が残存する頸髄損傷の体力テストも可能である．しかし，それ以上の高位頸髄損傷者に適用可能な有酸素性作業能のテスト法は今のところ存在しない．

　有酸素性作業能のトレーニングには自転車エルゴメータ，免荷装置付のトレッドミル，車椅子エルゴメータ，腕エルゴメータなどを用いたトレーニング，アクアエクササイズなどがある．

（5）脳性麻痺

　脳性麻痺（cerebral palsy：CP）とは「受胎から新生児期（生後4週以内）に生じる，脳の非進行性病変に基づく，永続的な，しかし変化しうる運動および姿勢の異常である」と定義される．そして「その症状は満2歳までに発現する．進行性疾患や一過性の運動障害，または将来正常化するであろうと思われる運動発達遅延は除外する」とされている．脳性麻痺の原因は，胎生期の感染症，遺伝子病，周生期の胎児無酸素症，出生後の脳炎，髄膜炎，などさまざまである．またその病型は一般に，痙直型，アテトーゼ型，失調型，弛緩型，混合型，の5種に分類され，それぞれに特徴的な運動障害を呈する．以下にそれぞれの病型の症状について述べる．

・痙直型：痙攣型の麻痺（痙性麻痺）を主症状とする脳性麻痺．痙性麻痺の分布により，単麻痺（片側上肢あるいは下肢），対麻痺（両側下肢），片麻痺（片側上下肢），四肢麻痺（両側上下肢）などに分類される．成因は未熟児，仮死分娩，分娩外傷，頭部外傷，髄膜炎後遺症などである．主症状は，1）伸展反射の亢進による陽性支持反射や折りたたみナイフ現象，2）股関節内転筋群の痙縮による下肢交叉，内反尖足位，上肢屈曲位など筋の痙縮による肢位異常である．

・アテトーゼ型：筋緊張の変動や不随意運動を特徴とするタイプ．幼児期後半に定型的症状が出現し，麻痺の発現は四肢，特に上肢で著しく，体幹の坐位安定性も遅れる．成因は一般に仮死・黄疸による間脳障害とさ

れる.
・失調型：運動失調や筋緊張低下を特徴とする．成因は主として小脳障害
　である．小脳の障害部位によって症状は異なる．
・弛緩型：筋緊張が異常に低く，そのため過関節可動性，共収縮不能など
　の症状が認められる．発達とともに緊張性頸反射が次第に強くなり，通
　常アテトーゼ型・痙直型に発展していく．抗重力位保持が困難なため，
　背臥位でいることが多く，上下肢は屈曲・外転・外旋位をとる，などの
　特徴がある．
・混合型：上記各病型の症状が文字どおり混在するタイプを混合型と呼
　ぶ．最も一般的なのは痙直型にアテトーゼ症状が加わったパターンとさ
　れる．
　上記のごとく，CPにはきわめて多様な症状があるため，単一のテスト
法を適用することはできない．車椅子エルゴメータや腕エルゴメータは
歩行不能なCPに適用される．しかし回転速度の増加とともに痙性やアテ
トーゼが増強する場合があり，その場合運動遂行が困難となる．上下肢同
時駆動型のリカンベント式エルゴメータなどが，そのようなタイプの脳性
麻痺に有効とされる[5]．歩行可能なCPではトレッドミルを用いたテスト
を適用することもある．
　脳性麻痺サッカーがパラリンピックの種目として存在することからも明
らかなように，軽度の脳性麻痺では対麻痺などに比べて高度な運動技術の
遂行も可能である．しかし，個々の症例には症状に大きなばらつきがある
ため，個人の状態をよく見極めたうえでのエクササイズプログラムの選択
が必要である．

■3. 障害を有するアスリートの脳とリハビリテーション

　障害を有するアスリートの脳を調べることは，ヒトの脳がそもそも有す
る再編能力の理解につながる．そして脳の再編を誘導する生理学的機序を
解明することで，その背後の不変的法則が明らかとなれば，脳の再編をター
ゲットとするニューロリハビリテーションに広く還元することが可能とな
る．iPS細胞に代表される再生医療の本格的臨床応用を目前とした今，ヒ
トの中枢神経が有する再編能力と，それを最大限引き出す介入方法を見出
すことはこの分野の研究にとって急務であり，障害を有するアスリートの
脳を研究する最大の意義は，まさにそれらに直接貢献できる点にある．

1）義足のアスリート
　パラリンピックには義足装着者が出場することのできる種目が数多くあ
る．いうまでもなく義足は人工物であっていわば道具である．しかし「道

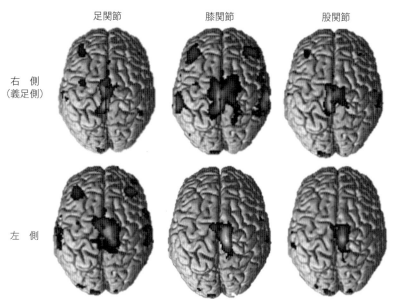

足関節　　　膝関節　　　股関節

右　側
（義足側）

左　側

図5-2のカラー原図↓

図5-2　MRが下肢関節周囲筋を収縮させたときに活動がみられた脳領域
義足側膝関節周囲筋の活動時にのみ両側性の運動野活動が観察された．

　具の身体化」という表現があるように，義足使用者では義足が身体の一部と認識されていると容易に想像がつく．それでは，日常生活では必要がない特殊で高度な義足の使用法を要求されるパラアスリートでは，一般の義足使用者と異なる脳内変化があるのだろうか．
　図5-2は義足の幅跳び選手MR（ロンドンパラリンピック，F42/44クラス金メダル，リオパラリンピック，T43/T44クラス金メダル）が下肢各関節周りの筋を活動させた際に観察された脳内の活動領域である．脳内の活動領域は機能的脳画像検査法（fMRI）を用いて調べられた．一般健常者の場合，左右下肢の3関節，すなわち足関節，膝関節および股関節それぞれの周囲筋が力を発揮するとき，その関節とは対側の運動野に活動が観察される．それは運動野内に規則的に配列されている身体各部位を支配する錐体細胞群が，皮質脊髄路を介して対側の脊髄運動ニューロンに結合する交叉性支配をしているからである．すなわち，左膝関節まわりの筋収縮を起こそうとする際には右運動野の膝関節周囲筋支配領域が活動し，右膝関節周囲筋の収縮を起こそうとする際にはその逆となる．
　一般に下肢筋の支配領域は頭頂部の中心溝に近い領域に狭く配列されているため左右の違いはややわかりづらいが，図5-2の非切断側（左側）に示された活動領域をみると，中心からやや右側に偏った領域に活動が観察されていることがわかる．しかし，切断側の膝関節周囲筋を活動させたときの結果は，通常の対側すなわち左側の活動とともに同側である右側の活動があることを示している．

　この右側の脳領域の活動を同側性の脳活動と呼ぶ．同側に観察された脳活動は同側皮質脊髄路が活動している可能性を示す．同側皮質脊髄路は解剖学的には存在するが，健常者の場合は発育発達段階で活動がみられなくなることが知られている．しかし脳卒中後の代償的変化として同側皮質脊髄路の活動が出現したり[6]，脳性麻痺では発育過程で消失することなく同側皮質脊髄路の活動が残存することがあることも知られている[7]．

　Mizuguchi ら[8]は，MR の膝関節周囲筋活動時に観察された同側運動野の活動が特異的なものであるのか否かを，スポーツ習慣のない義足使用者（MR 同様の下腿義足使用）および健常幅跳び競技者と比較することで検証した．その結果，MR に観察された同側運動野の活動はいずれのグループでも観察されず，MR に特異的結果であることが判明した．

　著者らは続いて，下腿義足を使用しているパラリンピック走り高跳び選手 TS を対象とし，MR と同じ検査を実施した．その結果 TS においても MR 同様，義足側の膝関節周囲筋を収縮させるときのみ両側運動野の活動が観察された．これらの結果は，日常生活では必要がないがスポーツ競技では要求される高度な義足操作技術と，両側運動野の活動に関係があることを強く示唆している．つまり，走り幅跳びや走り高跳びにおいて高いパフォーマンスを達成するためには高度な義足操作技術が必要であり，それを獲得するためのトレーニングが結果として，一般健常者および義足使用者とは異なる脳による特殊な神経筋支配様式を生じさせたと考えられるのである．

　著者らはさらに，経頭蓋磁気刺激法（TMS）を用いて，義足肢で観察された同側運動野の活動が，同側皮質脊髄路の活性化に起因するのかを，膝関節伸筋である大腿直筋（RF）をターゲットとする TMS 実験により調べた．図 5-3 はその結果である．この図に明らかなように，義足側 RF では同側運動野刺激時に著明な運動誘発電位（MEP）が発現し，同側皮質脊髄路の活性化が確認された．RF の運動野支配領域は中心溝頭頂部近辺にあるため，TMS 刺激強度が高くなると刺激の spread により，対側も刺激される確率は高くなると考えられる．しかし，TS の場合，はじめて MEP が発現する刺激強度（運動閾値）が同側においてむしろ低く，刺激電位の伝搬では説明がつかない．刺激強度と MEP 振幅の関係（I/O 曲線，通常 s 字曲線）から定量化される皮質脊髄路の興奮性もむしろ同側で高いというきわめて特殊な反応を示した．これらの結果はこの被験者において，義足を最終的に操作する主要筋の同側皮質脊髄路興奮性が著明に更新していることを意味し，fMRI の結果は同側皮質脊髄路の活性化に起因することを強く支持している．

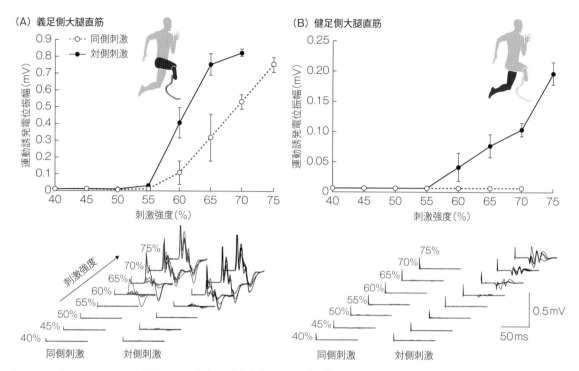

図5-3　義足側大腿直筋と健側大腿直筋に誘発された運動誘発電位（motor evoked potential, MEP）（下段）とそれを基に作成した刺激強度−振幅関係（I/O曲線）
義足側大腿直筋には同側運動野刺激時にもMEPが誘発された.

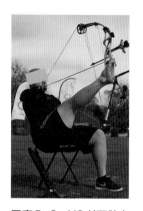

写真5-3　MSが下肢を使ってアーチェリーを行う様子

2）先天性上肢欠損アーチェリー選手

　次に紹介するのは先天性上肢欠損のアーチェリー選手MSの例である. MSは上肢欠損のため日常生活動作のほとんどは下肢で代行している. アーチェリー動作は写真5-3のような独特のスタイルとなる. 彼はこのスタイルで285 m 先の的を射抜くことに成功しており, 健常者を含めて, 最も遠くの的を射抜いた人類の世界記録としてギネスブックに認定されたという. 彼の脳が再編されていることは容易に予想がついたが, いったいどの程度再編されているのか, 著者らはfMRIとTMSの両方を用いてMSの脳の機能再編を調べてみた[9].

（1）fMRI実験

　下肢筋の機能マップを作成するために, 1）足指を動かす課題, ならびに2）足関節, 3）膝関節, 4）股関節, それぞれの周囲筋を収縮させる課題を実施した. 図5-4 はその結果である. 下肢のいずれの関節周囲筋を収縮するときの脳の活動領域は一目して広いことが明らかであった. 特に際立っていたのは, 足指を動かすときに活動する領域の広さである. 前額面の断面図に示されているように, 一般健常者の手指の領域にまで足指の領域が拡張していることが明らかであった.

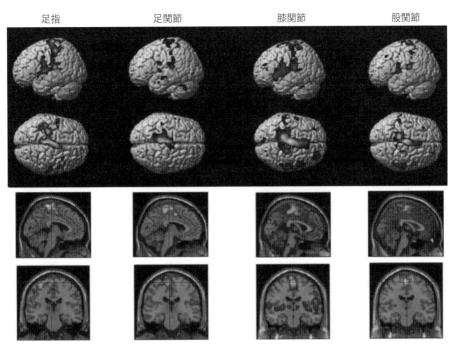

足指　　　　　　　　　足関節　　　　　　　　膝関節　　　　　　　　股関節

図5-4　MSが下肢の各関節周囲筋を収縮させているときに活動する脳領域
2段目，3段目は矢状面と前額面の断面図.

図5-4の
カラー原図↓

（2）TMS実験

　TMS は一般的に運動野との結合が強い前脛骨筋をターゲットとして，この筋に最大の運動誘発電位（MEP）が得られる位置（hot spot）を中心としてその周囲を刺激し，MEP の振幅値の変化から機能地図を作成した．その結果が図5-5である．右側に比較として一般健常者の結果を示した．脳の形状が異なるためややわかりづらいが，MS の結果は，前脛骨筋の支配領域が頭頂から側頭に至る位置まで広がっていることを示している．

（3）機能テスト

　上記の検査から明らかとなった MS の脳の再編が，MS の驚異的な下肢機能と関連していることは明らかである．脳卒中後のリハビリなどにおいて手の巧緻性を検査するペグボードを用いて，MS の足指と下肢全体の巧緻性を調べた．通常1分間で何個ペグをボードに立てることができるかを調べる道具であるが，彼は約50秒ですべてのペグを指定の位置に立ててしまった．さらに，書字機能を調べるテストも行ったところ，これも大学院生が上肢で実施したときの得点と同等の得点となった．

　以上，MS に観察された脳の再編性は，MS が先天的上肢欠損のため，幼いときから下肢を上肢のように使う生活をしてきたことに起因することは疑いない．否応なく脳の代行能力が最大限発揮され，そして使用依存的（use-dependent）可塑性が最大限誘導され，結果として本来手指を司る運

（A）MS   （B）一般健常者

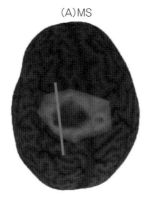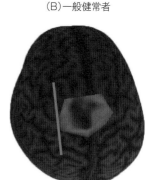

図5-5の
カラー原図↓

図5-5　TMSを用いて作成した右側前脛骨筋の運動野機能地図
MSのMEP誘発領域が左半球側頭部にまで拡張していることがわかる．斜
め線は半球をほぼ等分する位置を示す．

動野の領域にまで下肢支配領域が拡張するような劇的な再編が生じたので
あろう．しかし，彼の競技トレーニングはこの再編にどの程度関与してい
るのであろうか．MSのような先天的四肢欠損の場合，代償性変化が最大
域まで生じており，競技トレーニングの影響は相対的に少ない可能性も考
えられる．この点は今後の研究課題である．

■ 4．まとめ

　パラリンピックは今日，障害を有するアスリートの祭典として完全に市
民権を得た感がある．パラリンピックの呼称からリハビリテーションを連
想する人はもはや少数派ではないだろうか．本章では，パラリンピックの
発祥と発展の歴史を振り返りつつ，その理念の変遷を浮き彫りにした．そ
して，アスリートのみならず広く障害がある人々にとって運動が有する意
義を説明した．adapted sportsの理念は運動・スポーツ参加の障壁をなく
そうとするものであるが，真の障壁は障害の有無にかかわらず人々の心に
あることを最後に付記しておこう．

■ 文　献

1）中村太郎．パラリンピックの歴史と課題．バイオメカニクス研究，4：254
　－261，2000．

2）Frankel HL. The Sir Ludwig Guttmann lecture 2012: the contribution of Stoke
　Mandeville Hospital to spinal cord injuries. Spinal Cord, 50: 790-796, 2012.

3）Rimmer JH, Schiller W, Chen MD. Effects of disability-associated low energy
　expenditure deconditioning syndrome. Exerc Sport Sci Rev, 40: 22-29, 2012.

4）佐久間肇．障害者における生活習慣病の実態．J Clin Rehab，14：792-
　797，2005．

5）American College of Sports Medicine. ACSM's Exercise Management for Persons with Chronic Diseases and Disabilities, 2nd Ed. Human Kinetics, 2003.

6）Otsuka N, Miyashita K, Krieger DW, et al. Compensatory contribution of the contralateral pyramidal tract after stroke. Front Neurol Neurosci, 32: 45-53, 2013.

7）Gordon AM, Bleyenheuft Y, Steenbergen B. Pathophysiology of impaired hand function in children with unilateral cerebral palsy. Dev Med Child Neurol, 55（Suppl 4）: 32-37, 2013.

8）Mizuguchi N, Nakagawa K, Tazawa Y, et al. Functional plasticity of the ipsilateral primary sensorimotor cortex in an elite long jumper with below-knee amputation. Neuroimage Clin, 23: 101847, 2019.

9）Nakagawa K, Takemi M, Nakanishi T, et al. Cortical reorganization of lower-limb motor representations in an elite archery athlete with congenital amputation of both arms. Neuroimage Clin, 25: 102144, 2020.

6章 姿勢および歩行の適応制御における小脳の役割

自分自身の意思による運動，すなわち随意運動を脳がどのように発現し，調節し，また，学習や記憶しているのかについて考えるとき，誰もが最初に考える神経機構としては大脳皮質前頭葉にある一次運動野，そこから脊髄への皮質脊髄路，脊髄の運動ニューロン，そしてそれが神経終末（運動神経終板）を形成し，活性化し収縮する骨格筋までの下行性の神経経路である．

ところで，たとえば立食パーティー等の際にテーブルの奥にある寿司を箸で取ろうとする際，あるいは書棚の上から辞典などの重量のある書物を取り出そうとする際，手や腕における一連の筋活動だけでは実際にはこの運動は安定して正確に行うことはできない．そこにはその主たる動作にかかわる筋活動よりも同じか先行して，体幹や下肢の姿勢維持にかかわる筋活動が必要とされる．これらは通常はほとんど意識されることなく，いわば自動的に行われているが，円滑な安定した上肢の動作のためには必要不可欠である．

大脳皮質から脊髄へ至る下行路は複数あり，大別すると腹内側系（内側下行路系）と背外側系（外側下行路系）に分かれ，呼称の由来は脊髄内の位置によるが，機能的にも区別される．腹内側系には網様体脊髄路（reticulospinal tract）および前庭脊髄路（vestibulospinal tract）が含まれ，背外側系には皮質脊髄路（corticospinal tract）と赤核脊髄路（rubrospinal tract）などが含まれる．腹内側系の軸索は，脊髄前索を下行し，主として体幹筋の運動ニューロンおよびそれらに関与する介在ニューロンの調節を行う．一方，背外側系の軸索は脊髄側索を下行し，四肢の運動ニューロンおよびそれらに関与する介在ニューロンの調節を行う．脳から脊髄へ遠心性情報を送る下行路は，体幹の運動を制御する腹内側系と四肢遠位の運動を制御する背外側系とにより役割は異なるものの，それらのシステムは独立別個に機能するわけではなく，相互連絡をもって協調しながら機能し，身体運動の発現・調節にかかわっている．

上述した大脳皮質から脊髄への下行路を介した運動の調節に関して，読者に平易に理解してもらうために典型例を示してみよう．野球やソフトボールの際のホームラン性のボールの捕球を例にすると，この運動におい

て選手が最も意識して正確に動作を行っているのは，他ならぬグローブをはめた上肢の目標到達運動である．飛んできたボールの軌道をできる限り最後まで，すなわち捕球するまで視覚的に認知するために眼球運動のみならず頭部の向きもしっかりと制御されているはずである．さらにこの大きく進展した上肢を実現するために，上半身はねじれ，下肢はバランスを保つように無意識的に調節されている．これらの一連の捕球運動においては，背外側系により，上肢のボールへの到達運動が制御されていると考えられるが，その一方で腹内側系によって無意識下で上体や下肢の姿勢制御が適切に行われていると考えられる．

　以上のように，運動に随伴する姿勢の調節は，基本的には意識に上がらずに自動的に実行されるが，その適切な制御のためには大脳や小脳からの腹内側系を介した脊髄への情報が重要な役割を果たしており，大脳皮質から背外側系を介した脊髄への情報に協調的・相補的に機能していると考えられる．運動の神経制御機構としては，四肢の動作の生成にかかわる背外側系だけではなく，体幹や抗重力筋の活動調節，姿勢の制御に重要な腹内側系の働きを包括して考えることが重要である．本章においては種々ある運動・動作の中で，特に姿勢や歩行の適応制御にかかわる小脳の役割について概説する．

1．姿勢の適応制御における小脳の役割

　中枢神経系が関与する姿勢の制御として，立位時の外乱に対する姿勢応答においては，外乱に伴う体性感覚あるいは前庭感覚など種々の感覚情報に基づくフィードバック制御のみならず，フィードフォワード制御の存在も示唆されている．たとえば，ヒトが立位時にテーブルに置かれた物に手を伸ばして掴もうとする際，中枢神経系は手を伸ばす主動作によって引き起こされる内乱および重心動揺を事前に予測し，姿勢を安定化するメカニズム，すなわち，予測的姿勢調節（anticipatory postural adjustments：APAs）が機能していると考えられ，フィードフォワードによる姿勢制御の1つと考えられている[1]．

　このAPAsは立位姿勢のみならず日常のさまざまな場面でも観察される．たとえば，ペットボトルなどの対象物を片方の手で把持している際に，もう一方の手に持ちかえる，あるいはそのキャップを空けるなどの動作をする際にも機能していると考えられる．この際，中枢神経系は元々ペットボトルを把持している手および腕でのペットボトルの重量による負荷からの解放を予測してその肢位を調節していると考えられ，内部モデルを利用していると推測されている[2]．把持している対象物の両手での持ち替え動作において，脳梁を欠損している被験者ではその際のAPAsは正常

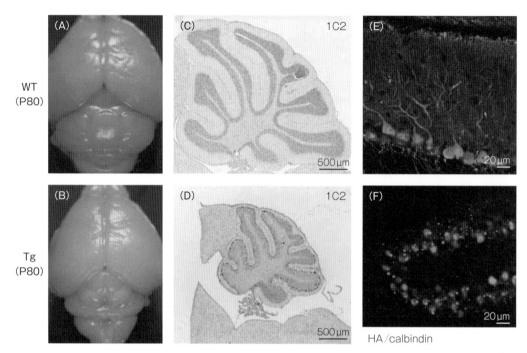

図6-1 SCA3Tgマウスにおける小脳萎縮およびポリグルタミン凝集体の沈着（Yamauraら，2013[5]）
A，C，E：正常野生型（wild-type）マウス（生後80日），B，D，F：SCA3Tgマウス（生後80日）．A，B：脳
全体の画像，C，D：伸長ポリグルタミンを特異的に認識するモノクローナル抗体（1C2抗体）を用いた免疫組織
化学染色およびニッスル染色した小脳の矢状断切片．E，F：カルビンジン（calbindin）（赤）およびtruncated
Ataxin-3に付加したヘマグルチニン（hemagglutinin）タグ抗体（緑）により二重免疫染色した小脳組織像．

図6-1の
カラー原図↓

に生じることから，両手での動作時のAPAsにかかわる運動指令は皮質下
（subcortical）でのメカニズムとして示唆されている[3]．一方，小脳傷害
を有する被験者では，新規な運動課題におけるAPAsの獲得が障害されて
いる[3]．

　小脳において，姿勢制御にかかわる領域は主として虫部前葉であるが，
小脳虫部が大脳皮質運動野，運動前野などから橋核を経由して多くの神経
連絡を受けていることが狂犬病ウイルスを経シナプス性トレーサーとして
用いた解剖学的研究により明らかになり[4]，解剖学的データからも小脳虫部
がフィードフォワードの姿勢制御に関与している可能性が示唆されている．

　ところで，姿勢制御における小脳機能の研究は，現在までそのほとん
どがヒトにおける脊髄小脳変性症（spinocerebellar degeneration：SCD）
あるいは小脳腫瘍などの小脳疾患の患者と健常者との比較によるもの
で，動物を用いてその神経機構を詳細に調べた研究は非常に少ない．脊髄
小脳変性症は孤発性と遺伝性に大別されるが，優性遺伝性SCDとして，
Machdo-Joseph病としても称される脊髄小脳失調症3型（spinocerebellar
ataxia type 3：SCA3）の頻度が高い．SCA3では常染色体優性Ataxin-3遺
伝子の変異が認められ，小脳プルキンエ細胞の変性が生じる．

　われわれは，随意運動に随伴した姿勢制御における小脳機能について調

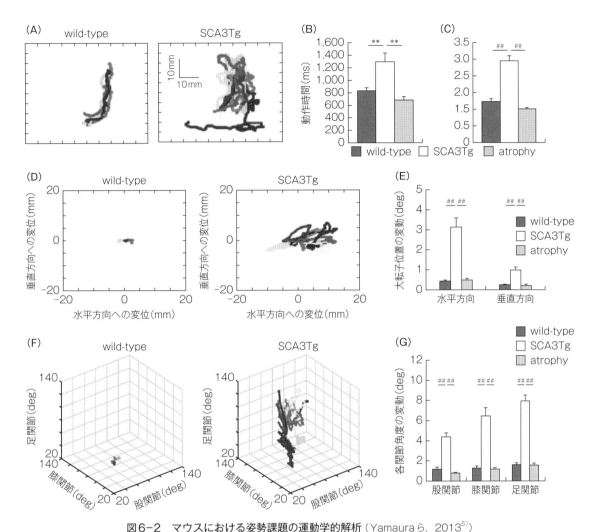

図6-2　マウスにおける姿勢課題の運動学的解析（Yamauraら，2013[5]）
A：正常野生型（wild-type）マウスおよびSCA3Tgマウスの口の軌跡．B：wild-typeマウス，SCA3Tgマウス，後肢筋萎縮マウス（atrophy）の口の到達動作課題の動作時間．C：wild-typeマウス，SCA3Tgマウスおよびatrophyマウスのtrajectory length ratios（実際の口の軌跡の長さを動作開始時の口の位置から目標到達点の直線距離で除した値）．D：wild-typeマウスおよびSCA3Tgマウスの大転子位置変位．E：wild-typeマウス，SCA3Tgマウスおよびatrophyマウスの大転子位置の変動．F：wild-typeマウスおよびSCA3Tgマウスの股関節，膝関節および足関節の角度変位．G：wild-typeマウス，SCA3Tgマウスおよびatrophyマウスの股関節，膝関節および足関節の関節角度の変動．**：$P < 0.05$（一元配置分散分析），##：$P < 0.05$（Kruskal-Wallis検定）．

べるため，小脳皮質のプルキンエ細胞特異的にCAGリピート伸長を生じているSCA3遺伝子を発現させたSCA3Tgマウスを作製して（図6-1），それらの姿勢課題時の運動学的解析および筋電図解析を行った[5]．ヒトでの臨床研究において，SCA3患者は高い頻度で筋萎縮を呈することが報告されているが[6]，実際に本研究におけるSCA3Tgマウスにおいても後肢の筋萎縮が認められた．そこで，後肢筋の萎縮が姿勢制御に及ぼす影響についても比較検証するために，正常野生型マウスの後肢を固定し不活動化することで後肢筋萎縮マウスを作製した．

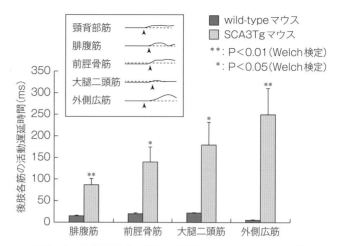

図6-3　姿勢課題時の筋電図解析（Yamauraら，2013[5]）
正常野生型マウス（wild-type）およびSCA3Tgマウスの口の到達動作課
題時の頸背部筋の活動開始時点を基準とした後肢各筋の活動遅延時間．

　随意運動に随伴した姿勢制御を調べるため，マウスが水を飲むために頸
部を背屈させることにより水筒の飲み口に口を運ぶ到達動作課題を作成
し，その際の後肢の股関節，膝関節および足関節の角度変位および大転子
位置の変動ならびに口先位置の軌跡等について解析した．口の到達動作課
題においてSCA3Tgマウスは口の軌跡が著しく変動し（図6-2），その
際の後肢の大転子位置および各関節角度の変動は正常野生型マウスおよび
後肢筋萎縮マウスに比較し有意に大きかった．口の到達動作課題において，
SCA3Tgマウスは後肢の各関節角度が変動し各関節を固定することができ
ないことから，随意運動に随伴した姿勢制御が障害されていることが示唆
され，一方で，後肢筋萎縮マウスはSCA3Tgマウスのような姿勢障害を
示さなかったことから，SCA3Tgマウスの姿勢障害は後肢筋の萎縮が原因
で生じているのではなく，あくまで小脳の機能障害が主な原因であること
が示唆された．
　正常野生型マウスおよびSCA3Tgマウスにおいて，口の到達動作課題
時の頸部および後肢の筋電図活動を解析した結果から，正常野生型マウス
は頸部と後肢の各筋の筋電図活動が同期して生じたのに対して，SCA3Tg
マウスにおいては後肢の各筋の筋電図活動が頸部の活動よりも遅延してい
た（図6-3）．
　これらの結果から，SCA3Tgマウスは随意運動に随伴した姿勢制御にか
かわる筋活動を適切に発現することができないことが示唆された．した
がって，APAsが必要であると考えられる口の到達動作課題において，小
脳は姿勢の維持に必要な筋緊張を適切なタイミングで発現することに寄与
し，姿勢を安定させる役割を果たしていると考えられる．

▌2．歩行の適応制御における小脳の役割

　歩行運動は日常的に行われる基本的な運動の1つであり，多様に変動する環境の中で環境との力学的相互作用を生じながら適応的に生成されている．力学的には身体の質量中心を円滑かつ安定に移動させることを主たる目的としているといえるが，そのためには，床面と肢との力学的相互作用を適切に形成することが必要不可欠である．ところで，ヒトおよび多くの動物は空間自由度より大きい関節自由度をもち，その関節運動を担う骨格筋はさらに冗長な自由度を有しているといえる．冗長な自由度を有する多数の筋活動の時間・空間的パターンを同時並列的かつ協調的に制御してはじめて円滑な歩行運動が遂行されるといえる．

　小脳は脊髄とクローズドループを形成しており，筋活動の時間・空間的な制御に貢献している．関節運動においてみられる協調構造は運動学シナジー（kinematic synergy）と称されるが，肢内協調（intralimb coordination）および肢間協調（interlimb coordination）などの運動学シナジーの生成に脊髄小脳ループ（spinocerebellar loop）は重要な役割を果たしている．また，小脳におけるシナプス可塑性は，外乱や環境の変化に対する適応制御に非常に重要な役割を果たしている．

　本節では，歩行制御系の中での小脳の位置づけならびに歩行の適応制御にかかわる小脳の役割について，主として当研究室における研究の一部を基に概説する．

1）歩行の神経制御機構における脊髄小脳ループ

　小脳は大きく3つの領域に分類され，正中に位置する虫部，その外側の中間部（傍虫部），半球部から構成される．これらの中で，虫部と中間部の多くの領域は脊髄小脳（spinocerebellum）と呼ばれており，脊髄との入出力関係が強く，歩行の制御系において，いわゆる脊髄小脳ループ（spinocerebellar loop）を形成している[7]（図6-4）．

　歩行におけるリズムパターンの生成は，脊髄内に存在する中枢パターン発生器（central pattern generator：CPG）によるが，歩行中，脊髄のCPGの活動に関する情報は遠心性コピー（efference copy）として主に腹側脊髄小脳路（ventral spinocerebellar tract：VSCT）を介して小脳に送られる．一方，各種体性感覚系の受容器由来の情報は背側脊髄小脳路（dorsal spinocerebellar tract：DSCT）を介して小脳にフィードバックされる．

　背側脊髄小脳路がどのような情報を符号化して小脳に送っているのかについてはBoscoら[8,9]によって知見が報告されている．麻酔下のネコにおいて背側脊髄小脳路ニューロンの記録を行い，後肢を受動的に動かした際の発火活動について解析したところ，多くのニューロン活動は後肢の大腿，

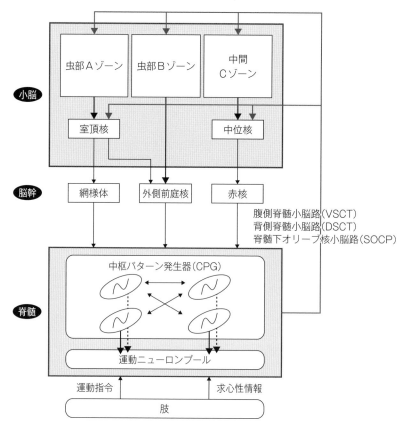

図6-4　歩行制御にかかわる脊髄小脳ループ

下腿，足関節のうちのどれか1つの関節の角度変位というよりは複数の関節の変位に関係性を有し，ニューロン活動の発火頻度は肢軸の向きや長さおよびその両方と相関が高いことを示した[8]．さらに，上丘の前縁と乳頭体の後縁を結ぶ前額断（precollicular-postmammillary level）で上位脳を離断した除脳ネコの中脳歩行誘発野を電気刺激してトレッドミル上での歩行を誘発し，背側脊髄小脳路ニューロンの活動を記録・解析した結果，背側脊髄小脳路ニューロンの活動は実際の歩行時には肢の受動的な運動時（運動学的には肢の動きは歩行時と同様になるように実験を行っている）とは特に接地相において異なり，背側脊髄小脳路ニューロンは肢軸の向きだけでなく肢にかかる負荷を符号化している可能性を見出した[9]．

　近年，Fedirchuk ら[10]は，上丘の前縁と乳頭体の前縁を結ぶ前額断で上位脳を離断した除脳ネコにおいて，後肢の筋群を支配している神経線維を切除し筋収縮ならびにそれに伴う感覚神経の活動が生じないようにした（deafferentation）状態で，中脳歩行誘発野を電気刺激して仮想歩行（fictive locomotion）を誘発し，腹側および背側脊髄小脳路のニューロン活動を記録・解析した．この fictive locomotion 時に，腹側脊髄小脳路のすべての

ニューロンは周期的な活動を呈したが，記録された81個の背側脊髄小脳路のニューロンのうち実に57個のニューロンにおいても周期的な活動パターンを示していた．すなわち，背側脊髄小脳路に含まれるニューロンには，歩行時において腹側脊髄小脳路のニューロンと同様にCPGからの律動的な入力を受けているものが多いことが判明した[10]．これらの所見から，背側脊髄小脳路のニューロンによって小脳に送られる情報の役割として，実際の歩行運動の結果として生じる感覚情報（reafference：再帰性感覚）と環境からの外乱による感覚情報とを区別するための情報処理過程に貢献しているという可能性を提案している[11]．

　上述した背側脊髄小脳路および腹側脊髄小脳路は小脳皮質に苔状線維系として入力され，顆粒細胞およびその軸索である平行線維を経由してプルキンエ細胞に伝達される．プルキンエ細胞は苔状線維系の入力を小脳皮質からの出力として変換し，小脳核，脳幹下行路の種々のニューロンを介して脊髄内の介在ニューロンあるいは運動ニューロンの活動を調節する（図6-4）．

　それでは，このような苔状線維系由来で顆粒細胞−平行線維からプルキンエ細胞に対する興奮性シナプス伝達が損なわれた際に，歩行においてどのような運動機能の障害が生じるのであろうか．グルタミン酸受容体デルタ2型（GluD2）は中枢神経系において，小脳プルキンエ細胞に特異的に発現している．*ho15J* マウスは，常染色体劣性遺伝系統の変異マウスであり，GluD2タンパク質のN末端をコードするexon2が欠損している[12]．平行線維とプルキンエ細胞間シナプスの電子顕微鏡による形態解析の結果から，野生型マウスのプルキンエ細胞のほとんどすべてのスパインは平行線維終末とシナプスを形成していたが，*ho15J* マウスにおいては多くのフリースパインが観察され，*ho15J* マウスは平行線維−プルキンエ細胞間シナプス数が野生型マウスの約40％にまで減少していた（図6-5）[12]．トレッドミル歩行時における後肢の動作学的解析から，*ho15J* マウスは歩行周期を通して大転子高が野生型マウスよりも低いこと，とりわけ足関節の過度な屈曲が引き起こされており，その結果として遊脚相においてつま先が過度に挙上されていたことが示された（図6-5）[12]．

　Cbln1は平行線維終末から分泌されGluD2の最アミノ末端に結合することによって，平行線維−プルキンエ細胞シナプスの形成と維持を制御するシナプスオーガナイザーの一種として知られている[13]．Cbln1ノックアウトマウスにおいては，平行線維−プルキンエ細胞シナプスの数が正常野生型マウスの約20％まで減少しており，これは *ho15J* マウスと同様に脊髄小脳路由来の末梢から小脳への情報伝達において，顆粒細胞−平行線維を介したプルキンエ細胞への情報伝達が著しく損なわれていることを意味する．そこで，Cbln1ノックアウトマウスのトレッドミル歩行時の後肢の

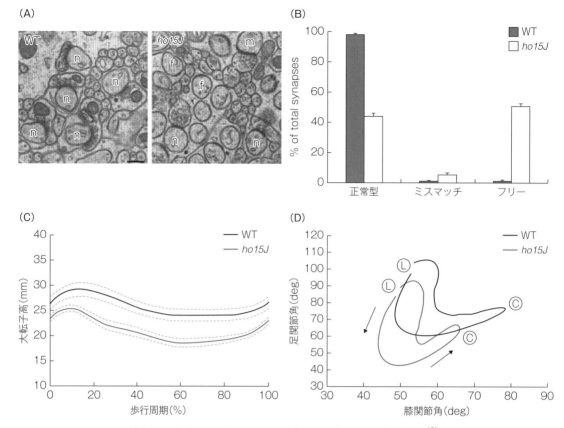

図6-5　*ho15J*マウスにおける歩行失調（Takeuchiら，2012[12)]）
A：小脳皮質分子層の電子顕微鏡画像（WT：正常野生型（wild-type）マウス，*ho15J*：*ho15J*マウス，n：正常型スパイン，f：フリースパイン，m：ミスマッチ型スパイン）．B：平行線維－プルキンエ細胞シナプスにおける正常型スパイン，フリースパイン，ミスマッチ型スパインの割合．C：1歩行周期における大転子高の変位（点線は標準誤差を表す）．D：1歩行周期における膝関節と足関節の角度変位パターン（L：離地，C：接地）．

動作を解析してみると，膝関節における角度変位が正常野生型マウスと比較して過度に屈曲して変位しており，遊脚相においてはつま先の挙上が大きくなっていた[14)]．

　ところで，成熟したCbln1ノックアウトマウスの小脳に組換えCbln1を投与すると，平行線維－プルキンエ細胞シナプスは一過性に回復するが[15)]，それに時間的に相関して歩行動作も正常野生型マウスのものに近づき[14)]，回転棒課題における滞在時間も回復することが報告されている[15)]．このような所見は，小脳皮質における神経回路においてはプルキンエ細胞への苔状線維－顆粒細胞－平行線維系の情報伝達が，そして脊髄小脳ループとしては腹側および背側脊髄小脳路を経由した脊髄からの情報が，歩行のオンラインでの制御において重要な働きをもつことを強く支持する．

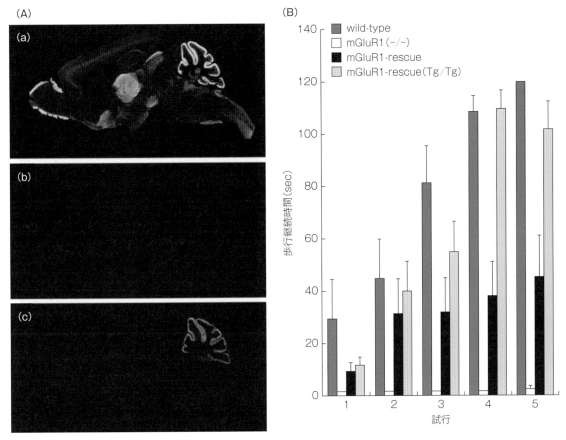

図6-6　代謝型グルタミン酸受容体1型と小脳性歩行失調（Ichiseら，2000[18]）

A：代謝型グルタミン酸受容体1型（mGluR1）の脳における免疫組織化学染色

a：正常野生型（wild-type）マウス，b：mGluR1ノックアウトマウス，c：mGluR1レスキューマウス（小脳プルキンエ細胞に特異的に発現するL7プロモータによってmGluR1cDNAを発現するトランスジーンをmGluR1ノックアウトマウスに導入し，体細胞の中でプルキンエ細胞だけがmGluR1を発現する）．

B：回転棒課題における運動学習の障害

回転棒課題における棒上での歩行継続時間を示している．mGluR1-rescueマウスは小脳プルキンエ細胞特異的にmGluR1を発現するトランスジーンがヘミ（hemizygous）である．mGluR1-rescueマウスの小脳におけるmGluR1の発現量はウエスタンブロットの結果から野生型の1/80である．一方，mGluR1-rescue（Tg/Tg）マウスはこのトランスジーンについてホモ（homozygous）であり，mGluR1発現量は野生型の1/40となる．小脳のスライス標本における電気生理学的試験では，ヘミ，ホモともに小脳長期抑圧は正常野生型マウスと同様に発現するが，回転棒課題における成績では顕著な差異が観察された．

2）回転棒課題と小脳障害

　正常野生型マウス，または正常無処置のラットを回転する棒上に乗せて歩かせると，最初はすぐに落下してしまうが，おおよそ10回以内の試行で安定して棒上にて歩行することができるようになり，これは回転棒課題として広く用いられている．

　代謝型グルタミン酸受容体1型（metabotropic glutamate receptor subtype 1：mGluR1）は小脳プルキンエ細胞に強く発現し（図6-6A-a），平行線維−プルキンエ細胞間の興奮性シナプスにおける長期抑圧に必要である[16]．また，mGluR1ノックアウトマウス（図6-6A-b）では，下オ

リーブ核から発する登上線維とプルキンエ細胞とのシナプス形成に発達異常が生じる[17]．幼若動物においては，プルキンエ細胞はいくつかの登上線維によっていわゆる多重支配を受けているが，発達に伴って余剰な登上線維シナプスは除去され，成熟後ではプルキンエ細胞は1本の登上線維によって単支配される．mGluR1ノックアウトマウスでは，成熟後もプルキンエ細胞に対する登上線維の多重支配が残存してしまう[17]．回転棒課題において，mGluR1ノックアウトマウスはまったく学習することができないが，mGluR1レスキューマウス（小脳プルキンエ細胞に特異的に発現するL7プロモータによってmGluR1cDNAを発現するトランスジーンをmGluR1ノックアウトマウスに導入し，体細胞の中でプルキンエ細胞だけがmGluR1を発現するマウス（図6-6A-c）：mGluR1レスキューマウスでは，長期抑圧も正常に発現し，登上線維の多重支配の残存も観察されない）においては，小脳プルキンエ細胞におけるmGluR1の発現量に関係した学習効率の回復を呈する傾向を示していた（図6-6B）[18]．

　常染色体優性遺伝性小脳失調症（autosomal dominant cerebellar ataxia）として最初に遺伝子が同定された脊髄小脳失調症1型（spinocerebellar ataxia type 1：SCA1）は，3塩基反復配列の伸長を病原性変異とするトリプレットリピート病であり，特にCAGコドンがグルタミンをコードし遺伝子産物としてポリグルタミン鎖の異常伸長をきたす．伸長したポリグルタミン鎖は細胞内に蓄積すると，さまざまな細胞毒性を有して神経細胞の変性をもたらすと考えられている．正常野生型マウスにレンチウイルスベクターを用いてSCA1を発症させると，上述のmGluR1の活性化により生じる興奮性シナプス電位変化における緩徐成分や平行線維−プルキンエ細胞における長期抑圧の発現が障害されるが，回転棒課題での成績も著しく低下することが報告されている[19]．

　前述したように，GluD2は中枢神経系において小脳プルキンエ細胞に特異的に発現している．GluD2ノックアウトマウスは，平行線維−プルキンエ細胞シナプスの減少，登上線維シナプスの発達異常，長期抑圧の欠損，重篤な歩行失調と多くの小脳障害を有する[20]．GluD2の機能阻害抗体（anti-δH2）を作製し，成熟した正常な小脳皮質神経回路および歩行運動の学習・記憶におけるこの受容体の機能を調べると，GluD2の活性化がAMPA型グルタミン酸受容体のクラスタリングの調節，長期抑圧の発現に関与していることが証明された[21]．

　この機能阻害抗体を成熟野生型マウスの小脳虫部直上のクモ膜下腔に注入したところ（図6-7A，B），マウスは軽微な歩行失調を示した（図6-7D）[21]．抗体注入の1時間後に灌流固定し抗体の局在を調べたところ，抗体は小脳に限局して皮質内に浸透し，プルキンエ細胞樹状突起上のGluD2と特異的に結合していた（図6-7C）．図6-7Eは阻害抗体注

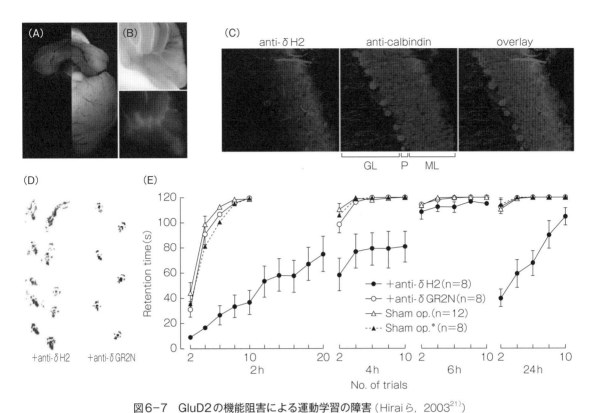

図6-7　GluD2の機能阻害による運動学習の障害（Hiraiら，2003[21]）

A−C：小脳虫部に注入されたGluD2阻害抗体（anti-δH2）を蛍光色素で標識し，その局在を観察した．anti-calbindinは calbindinがプルキンエ細胞に強く発現していることから対比染色のために用いられ，GluD2と二重染色された（GL：顆粒細胞層，P：プルキンエ細胞層，ML：分子層）．D：GluD2阻害抗体の注入によって生じる軽微な歩行失調（後肢の足跡を示している）．E：GluD2阻害抗体注入後の回転棒課題の成績．

図6-7の
カラー原図↓

入後の回転棒課題における成績を示している．阻害抗体を投与した2，4時間後においては，マウスは歩行失調のために学習も障害されていた[21]．しかしながら，急性の歩行失調が観察されなくなった6時間後においては，コントロール群（阻害効果を有しないIgG抗体（anti-δGRN2）を注入したグループやsham operationのみのグループ）のマウスと同様に棒上で安定して歩行することができた．抗体を投与してから24時間後に，再度回転棒課題を行い，前日に学習したことを記憶しているか否か調べた結果，コントロール群のマウスは試行の始めから安定に歩行していた（すなわち記憶していた）が，GluD2の阻害抗体を注入されたマウスは棒上にうまく乗れず再学習が必要であった[21]．これらの結果は，GluD2が関与するシグナル伝達系が歩行における学習・記憶の保持にかかわっている可能性を示唆している．

　長期抑圧の発現には，下オリーブ核を発する登上線維終末からプルキンエ細胞への興奮性シナプス伝達およびそれに伴う細胞内へのカルシウムイオンの流入が必要不可欠であるが，遺伝子改変技術によりこの登上線維−プルキンエ細胞間のシナプス伝達を阻害したマウスでは回転棒課題におけ

る学習が障害されており，ジストニア（dystonia）様の姿勢を示すことが最近報告されている[22]．

3）障害物回避歩行課題と小脳障害

　歩行中，前方に認知された障害物を跨ぎ越して回避することは，歩行を止めることなくかつ安全に遂行するために重要な動作である．この動作を適切に遂行するためには通常の歩行制御に加えて，障害物に関する視覚情報を基にして肢末端部の軌道を適切に制御する必要がある．現在までに，歩行中の障害物回避動作にかかわる脳の領域としては，一次運動野（primary motor cortex：M1）や後頭頂連合野（posterior parietal cortex：PPC）といった大脳皮質の領域が主として調べられてきた[23, 24]．

　小脳外側半球部は橋核を介してPPCなどの大脳皮質の領域から投射を受け，小脳深部核の一部である歯状核，そして視床を経由してM1に連絡することが神経解剖学的には認められており[25]，この大脳−小脳外側半球部の機能連関が歩行中の障害物回避動作など，特に視覚誘導型の歩行動作に関与すると推察されている．

　そこで，ラットを用いてその床上平面歩行中に前方に設置された障害物を跨ぎ越していく課題を設定し，小脳外側半球部の片側破壊の影響を調べた[26]．組織学的には，外側半球部第5葉から第7葉までの皮質領域の欠損が確認されたが，平面歩行においては，前後肢ともに破壊による歩行動作への影響は観察されなかった（図6-8）．また，後肢においては，障害物回避時の動作への影響も観察されなかった．破壊側前肢がleading limb（障害物を最初に跨ぐ肢）として用いられた場合には，つま先の軌道が障害物の真上をオーバーシュートする症状が観察された（図6-8）．しかしながら，破壊側前肢がtrailing limb（障害物を後に越える肢）として用いられた場合には，そのような症状は観察されなかった．破壊前のleading limbにおいて，肘関節が屈曲から伸展へ変位するタイミングは障害物の真上をつま先が通過する時点とほぼ一致するのに対して，破壊後につま先が障害物の真上をオーバーシュートする際には，肘関節の伸展に移行するタイミングが遅延していた．さらに，筋電図記録の結果から，肘関節屈曲の主働筋である上腕二頭筋の活動終止，および肘関節伸展の主働筋である上腕三頭筋の活動開始のタイミングが破壊前に比べて有意に遅れることが示された[26]．

　以上の結果から，ラットの歩行動作において，小脳外側半球部は平面歩行時における前肢および後肢の制御にはほとんど寄与せず，前肢が障害物をleading limbとして跨ぎ越す動作の際にその肘関節の運動にかかわる筋活動のタイミング制御，そして，つま先の軌道の適応制御に関与することが示唆された．

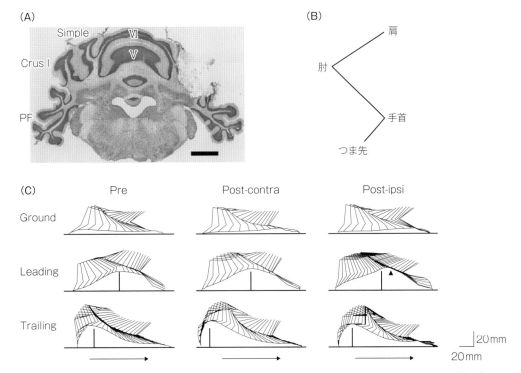

図6-8　障害物回避歩行における小脳外側半球部の片側破壊の影響（Aokiら，2013[26]）

A：ラット小脳の冠状断切片．右側の小脳皮質外側半球部の欠損を確認できる．B：前肢の動作解析における測定部位．
C：平面歩行時（Ground）および障害物回避動作時（Leading, Trailing）の前肢のスティクピクチャー．破壊側同
側（Post-ipsi）のLeading肢のつま先が障害物の先端をオーバーシュートしている（図中▲）．矢印は進行方向を示す．

4）分離型トレッドミル上での歩行の適応学習課題と小脳障害

　歩行運動は，複数の肢の，多数の筋の活動の，時間的・空間的パターン
を協調的に制御した結果，円滑かつ安定に遂行される．予測できない外乱
を歩行中に加えれば，それに対する肢間協調の動態を観察することができ，
さらに，外乱が毎歩，一定の部位に一定の強さで加えられるようにすれば，
外乱を予測して適応する過程，すなわち歩行における運動学習を調べるこ
とができる．分離型トレッドミル（splitbelt treadmill），すなわちベルト
が分離されていて，各ベルトを独立に制御できるトレッドミル（ヒトの場
合，左右2つのベルトで構成されている．四足動物の場合には2～4つの
ベルトで構成されている．）は，そのような研究目的に適合した実験シス
テムといえる．

　Bastianらは，分離型トレッドミルを用いて健常人に対する外乱歩行を
解析し，比較的ゆっくりとした適応過程が健常者において観察されること
を見出した[27, 28]．健常者では，外乱適応後に左右ベルトの速度を同じに
すると，左右の両脚支持相の持続時間が逆転する，いわゆる後効果（after
effect）が生じる．しかしながら，小脳疾患患者では，分離型トレッドミ
ルにおける外乱歩行において誘発される緩やかな適応（彼らは，predictive

feedforward adaptations と呼んでいる）が生じないか，あるいは障害され，後効果についても観察されなかった[28,29]．

　上丘の前縁と乳頭体の前縁を結ぶ前額断で上位脳を離断した除脳ネコは，自発歩行能（ネコは中脳歩行誘発野などの電気刺激なしでベルトの速度に応じて自発的に歩行する）を有する．左前肢下のベルトの速度のみを他のベルトの約2倍の速度で駆動すれば，左前肢には毎歩接地するたびに他の3つの肢とは異なる速度で後方に伸展されるという外乱が加えられる．この外乱を加えた歩行の初期には，各肢の歩行周期持続時間は安定せず，大きく変動し，定常的な肢間協調，すなわち一定の歩行パターンを示すことができない[30-32]．

　ところで，外乱のないトレッドミル歩行および床上での歩行では，プルキンエ細胞の登上線維の入力に伴う複雑スパイクは，発火頻度においても1Hz以下と非常に低く，歩行周期の特定の位相との関係も示さないことが報告されている[31]．また，分離型トレッドミルにおける外乱歩行時に虫部第V葉からプルキンエ細胞の活動を記録した結果，複雑スパイクの発火の確率が通常の歩行時と比較して位相特異的に高くなることが報告されている[31]．この外乱歩行を100〜200歩続けると，徐々に各肢の歩行周期は安定し，新しい歩行パターンすなわち四肢間の位相関係が形成される[30,32]．これは，適応学習により新しい肢間協調（interlimb coordination）を獲得したことを意味している．外乱に適応した後では，外乱が加えられた左前肢では接地相の持続時間が，右前肢では遊脚相の持続時間が短縮し，両側前肢の歩行周期を一致させていた．

　ところで，外乱歩行に適応した後で外乱を取り除く，すなわち左右のベルト速度を同一にしても，除脳ネコの歩行パターンはすぐに外乱を加えていない通常の歩行時の歩行パターンへと回復せず，いわゆる後効果が観察される．後効果の存在は，ヒトにおける分離型トレッドミルでの適応と同様な現象であり，運動およびそれにより生じる感覚にかかわる情報処理過程が一時的にせよ保存・記憶されていること，さらにそれを利用したフィードフォワード制御系が働いていることを示唆する．分離型トレッドミルにおける外乱歩行の際に，小脳における長期抑圧の発現を，一酸化窒素合成阻害剤等を微量注入することにより薬理学的に阻害すると外乱に対する歩行の漸進的な適応及び後効果は観察されない[32]．

　このような分離型トレッドミルにおける適応現象は，最近，マウスでの四足歩行[33]や，ラットにおける後肢2足歩行[34]においても確認されている．Careyのグループ[33]は，分離型トレッドミル上でマウスを歩行させた際に正常野生型マウスでは左右前肢間で肢間協調の適応的変化が生じるが，遺伝的にプルキンエ細胞が細胞死するマウス（Purkinje cell degeneration mice）や小脳の形態形成に重篤な障害を有するマウス（reeler mice）では

その適応が障害されていたことを報告している．その一方で，大脳皮質一次運動野および体性感覚野の前肢領域を吸引除去したマウスでは，正常野生型マウスと同様な適応が生じていた．これらの結果は，分離型トレッドミルにおける適応には，小脳が重要な役割を果たしている一方で，大脳皮質運動関連領域の寄与は高くないという Bastian のグループが報告している大脳皮質の脳梗塞疾患患者における研究結果[35]および，上丘の前縁と乳頭体の前縁を結ぶ前額断で上位脳を離断した除脳ネコにおける研究結果[30-32]とも矛盾しない．

　最近，当研究室では正常野生型のラットにおいて後肢2足による歩行を分離型トレッドミル上で行わせ，左右のベルト速度を変更した際の適応を確認するとともに，神経筋骨格モデルを用いた動力学シミュレーションによってその適応を再現することに成功している[34]．

　以上より，小脳は歩行における適応・学習，すなわち，多様に変化する外部環境に対して適応的な肢内および肢間協調の生成に重要な役割を果たしていると考えられる．

文　献

1）Cordo PJ, Nashner LM. Properties of postural adjustments associated with rapid arm movements. J Neurophysiol 47: 287-302, 1982.
2）Wolpert DM, Ghahramani Z, Jordan MI. An internal model for sensorimotor integration. Science, 269: 1880-1882, 1995.
3）Diedrichsen J, Verstynen T, Lehman SL, et al. Cerebellar involvement in anticipating the consequences of self-produced actions during bimanual movements. J Neurophysiol, 93: 801-812, 2005.
4）Coffman KA, Dum RP, Strick PL. Cerebellar vermis is a target of projections from the motor areas in the cerebral cortex. Proc Natl Acad Sci USA, 108: 16068-16073, 2011.
5）Yamaura H, Hirai H, Yanagihara D. Postural dysfunction in a transgenic mouse model of spinocerebellar ataxia type 3. Neuroscience, 243: 126-135, 2013.
6）Schmitz-Hübsch T, Coudert M, Bauer P, et al. Spinocerebellar ataxia types 1, 2, 3, and 6: disease severity and nonataxia symptoms. Neurology, 71: 982-989, 2008.
7）Arshavsky YI, Gelfand IM, Orlovsky GN. The cerebellum and control of rhythmical movements. Trends Neurosci, 6: 417-422, 1983.
8）Bosco G, Rankin A, Poppele RE. Representation of passive hindlimb postures in cat spinocerebellar activity. J Neurophysiol, 76: 715-726, 1996.
9）Bosco G, Eian J, Poppele RE. Phase-specific sensory representations in spinocerebellar activity during stepping: evidence for a hybrid kinematic/kinetic framework. Exp Brain Res, 175: 83-96, 2006.
10）Fedirchuk B, Stecina K, Kristensen KK, et al. Rhythmic activity of feline dorsal and ventral spinocerebellar tract neurons during fictive motor actions. J Neurophysiol, 109: 375-388, 2013.

11）Stecina K, Fedirchuk B, Hultborn H. Information to cerebellum on spinal motor networks mediated by the dorsal spinocerebellar tract. J Physiol, 591: 5433–5443, 2013.

12）Takeuchi E, Sato Y, Miura E, et al. Characteristics of gait ataxia in $\delta 2$ glutamate receptor mutant mice, ho15J. PLoS ONE, 7（10）: e47553, 2012.

13）Matsuda K, Miura E, Miyzaki T, et al. Cbln1 is a ligand for an orphan glutamate receptor $\delta 2$, a bidirectional synapse organizer. Science, 328: 363–368, 2010.

14）Takeuchi E, Ito-Ishida A, Yuzaki M, et al. Improvement of cerebellar ataxic gait by injecting Cbln1 into the cerebellum of cbln1-null mice. Sci Rep, 8: 6184, 2018.

15）Ito-Ishida A, Miura E, Emi K, et al. Cbln1 regulates rapid formation and maintenance of excitatory synapses in mature cerebellar Purkinje cells in vitro and in vivo. J Neurosci, 28: 5920–5930, 2008.

16）Aiba A, Kano M, Chen C, et al. Deficient cerebellar long-term depression and impaired motor learning in mGluR1 mutant mice. Cell, 79: 377–388, 1994.

17）Kano M, Hashimoto H, Kurihara H, et al. Persistent multiple climbing fiber innervations of cerebellar Purkinje cells in mice lacking mGluR1. Neuron, 18: 71–79, 1997.

18）Ichise T, Kano M, Hashimoto K, et al. mGluR1 in cerebellar Purkinje cells essential for long-term depression, synapse elimination, and motor coordination. Science, 288: 1832–1835, 2000.

19）Shuvaev AN Hosoi N, Sato Y, et al. Progressive impairment of cerebellar mGluR signaling and its therapeutic potential for cerebellar ataxia in spinocerebellar ataxia type 1 model mice. J Physiol, 595: 141–164, 2017.

20）Kashiwabuchi N, Ikeda K, Araki K, et al. Impairment of motor coordination, Purkinje cell synapse formation, and cerebellar long-term depression in GluR delta 2 mutant mice. Cell, 81: 245–252, 1995.

21）Hirai H, Launey T, Mikawa S, et al. New role of $\delta 2$-glutamate receptors in AMPA receptor trafficking and cerebellar function. Nat Neurosci, 6: 869–876, 2003.

22）White JJ, Sillitoe RV. Genetic silencing of olivocerebellar synapses causes dystonia-like behaviour in mice. Nat Commun, 8: 14912, 2017.

23）Beloozerova IN, Shirota MG. The role of the motor cortex in the control of accuracy of locomotor movements in the cat. J Physiol, 461: 1–25, 1993.

24）Andujar JE, Lajoie K, Drew T. A contribution of area 5 of the posterior parietal cortex to the planning of visually guided locomotion: limb-specific and limb-independent effects. J Neurophysiol, 103: 986–1006, 2010.

25）Strick PL, Dum RP, Fiez JA. Cerebellum and nonmotor function. Annu Rev Neurosci, 32: 413–434, 2009.

26）Aoki S, Sato Y, Yanagihara D. Lesion in the lateral cerebellum specifically produces overshooting of the toe trajectory in leading forelimb during obstacle avoidance in the rat. J Neurophysiol, 110: 1511–1524, 2013.

27）Reisman DS, Block HJ, Bastian AJ. Interlimb coordination during locomotion: What can be adapted and stored? J Neurophysiol, 94: 2403–2415, 2005.

28）Morton SM, Bastian AJ. Cerebellar contributions to locomotor adaptations during splitbelt treadmill walking. J Neurosci, 26: 9107–9116, 2006.

29）Morton SM, Bastian AJ. Mechanisms of cerebellar gait ataxia. Cerebellum, 6: 79－86, 2007.

30）Yanagihara D, Kondo I. Nitric oxide plays a key role in adaptive control of locomotion in cat. Proc Natl Acad Sci USA, 93: 13292－13297, 1996.

31）Yanagihara D, Udo M. Climbing fiber responses in cerebellar vermal Purkinje cells during perturbed locomotion in decerebrate cats. Neurosci Res, 19: 245－248, 1994.

32）Ito S, Yuasa H, Luo ZW, et al. A mathematical model of adaptive behavior in quadruped locomotion. Biol Cybern, 78: 337－347, 1998.

33）Darmohray DM, Jacobs JR, Marques HG, et al. Spatial and temporal locomotor learning in mouse cerebellum. Neuron, 102: 217－231, 2019.

34）Fujiki S, Aoi S, Funato T, et al. Adaptive hindlimb split-belt treadmill walking in rats by controlling basic muscle activation patterns via phase resetting. Sci Rep, 8: 17341, 2018.

35）Reisman DS, Wityk R, Silver K, et al. Locomotor adaptation on a split-belt treadmill can improve walking symmetry post-stroke. Brain, 130: 1861－1872, 2007.

7章　運動スキルの発達と階層構造

1. 乳児の運動発達

　ヒトは多様な経験と練習とを積み重ねることによって成長し，やがてさまざまな運動スキルを獲得していく[1]．

　出生後の環境は胎内の環境とは大きく異なる．閉じた羊水腔内で低重力状態におかれていた胎児期とは異なり，新生児は開かれた空間の中で地上の重力環境にさらされる．出生直後の新生児は，把持反射や歩行反射などの原始反射（表7-1）に加えて，泣く，笑う，手足を動かすなど豊かな運動のレパートリーを有している[2]．それでも地上の重力環境下における新生児の運動は，地球に帰還した宇宙飛行士のように大きく制約され，自らアクティブに空間内を移動できるようになるには，しばし筋骨格系や神経

表7-1　乳児の原始反射（Vauclair，2012[2]，p65より改変）

反射名	内容	出現時期
吸啜反射 （吸いつき反射）	口や唇への接触が吸啜を引き起こす．	出生時〜4-6カ月
ルーティング反射 （口唇探索反射）	口唇部周辺に何かで触れると，その方向に口唇部をゆがませる．	出生時〜9-12カ月
把握反射	指の内側面や手のひらを刺激すると，ぎゅっと握る．	出生時〜4カ月
モロー反射 （抱きつき反射）	大きな音や，急に上昇や下降の動きを経験したときに起こる反射．腕が外に伸び，背が弓なりになり，頭がうしろに反り返る．上肢が曲がりながら内転して，体に近づく．	出生時〜4-6カ月
バビンスキー反射 （足底反射）	足底の外側を踵から指へと刺激すると，足の親指が反り返る．	出生時〜9-12カ月
遊泳反射	水の中に入れられると，呼吸を確保しながら腕と脚を動かして泳ぐような動きをする．	出生時〜4-6カ月
足踏み反射 （歩行反射）	直立させて，足が床の面に触れるようにすると，歩行運動が引き起こされる．	出生時〜3-4カ月
非対称性緊張性頸反射	仰向けに寝かせると，頭を一方の側に向ける．手足は，頭が向けられた側に伸展する．反対側の腕は，肘が折り曲げられ，手は頭の近くにいく．ちょうどフェンシングで剣を突き出すような姿勢になる．	2-3カ月〜6カ月

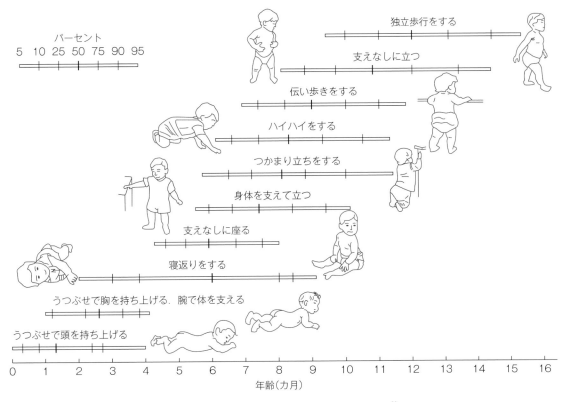

図7-1　乳児の運動発達（Rachwaniら，2020[3]）

系の発達を待たなければならない．つまり乳児の運動発達とは，広大な空間場ならびに重力場への適応プロセスとして捉えることが可能である．

　乳児は約3カ月で首がすわり，約6カ月で支えなしに座位姿勢を保持できるようになる（図7-1）[3]．同時期に移動運動としての寝返りが可能になり，限定的ではあるが空間内をアクティブに動き回ることができるようになる．さらに，約8カ月でリズミカルなハイハイをはじめ，約1年で自ら立位姿勢を保持しての直立二足歩行が可能になる．二足歩行によって移動ならびに探索の範囲がさらに広がり，物を手に持って運ぶ，並べる，重ねる，取りに行って渡す，など系列的・複合的な行為が現れる．

2．運動構築の階層性

　このような運動発達プロセスには方向性・法則性がある．その1つが頭尾法則である．新生児において最も巧みに動かすことのできる身体部位は頭部に位置する眼や口である．新生児はヒトの顔を好んで注視し[4]，器用に吸啜し，嚥下することができる．月齢が約3カ月に達すると手を伸ばして周囲の空間を探索し，物を掴む到達運動ができるようになる．日常生活において，足でボールを蹴ることができるようになるのはずいぶん先で，

表7-2　運動構築の階層（Bernstein，1996[5]より作表）

階層（レベル）	関連項目
行為のレベル	意思決定，認知バイアス，系列動作
空間場のレベル	空間知覚，視覚，注意，到達運動，捕捉運動，素早さ/正確さ
筋-関節リンク（シナジー）のレベル	関節間協調（コーディネーション），リズム
緊張（トーン）のレベル	緊張/興奮，情動，平衡（バランス），心拍，呼吸，体幹，姿勢

歩行開始後のことである．赤ちゃん同士のけんかでも，叩き合うことはあっても蹴飛ばし合うことはない（意図せずして蹴飛ばしたり，蹴落としをしたりすることはある）[注1]．

　また，近位から遠位という発達の方向性も存在する．これを近遠法則という．すなわち発達プロセスは，身体の中心（近位）に位置する体幹から，末端（遠位）の手足へと順次進んでいく．移動運動は頭と体幹による寝返りから始まり，体肢を用いた歩行に至る．また上肢の運動においても，たとえば書字は，大きなマス目に大きな字を書くところから始まり，徐々にマス目が小さくなっていく．このとき書字動作は肩や肘という近位の関節の動きから，遠位である手首や指先の動きへと変化していく．

　これらの各発達段階を運動構築の階層として捉えることもできる．ロシアの生理学者 Nicholai Bernstein は，ヒトの運動スキル発達を捉える枠組みとして，4つの段階からなる階層構造を提唱した（表7-2）[5]．Bernstein は，動作スキルを支える最も基本的なレベルを「緊張（トーン）のレベル」と呼んだ．首-体幹の緊張・弛緩状態を調整して姿勢を保持し，平衡を保つことがこのレベルの役割である．

　次に，体肢のリズミカルな協調運動にかかわる筋-関節リンク（シナジー）のレベルがある（シナジーとは，多数の筋が共同して活動する作用のことをいう）．このとき緊張のレベルという土台に支えられて，筋-関節リンクのレベルが機能する．たとえば乳児の発達においては，首-体幹の姿勢保持が可能になり，寝返りという姿勢制御が可能になってはじめて，ハイハイという四肢のリズミカルな運動が出現する．このような階層構造はまた，身体の基本構造としてまず体幹が出現し，後にその体幹から体肢が枝分かれするという，脊椎動物の進化・系統発生プロセスにも呼応している．

　さらに，緊張のレベルと筋-関節リンクのレベルに支えられているのが空間場のレベルである．乳児の世界は，身のまわりの限られた空間から始まる．新生児では，近くにある顔や移動物体に視覚的注意が向けられ，掌に接触感覚が与えられると把持が起こる．上肢は始めは把持とは無関係に

緊張し弛緩する．その後成長に伴い，リズミカルな反復運動が現れて，叩いて音を鳴らしたり，積み木を散らかしたりするようになり，やがて空間内に位置する対象物へ手を伸ばして掴むことができるようになる．さらに空間内での移動運動が可能になると，到達可能な空間の範囲が広がっていき，離れた場所にいる養育者や手の届かないところにあるおもちゃを目指して移動するようになる．

　空間場のレベルで制御されているさまざまな動作の例としては，的をめがけてボールを投げる，投げられたボールを打ち返す，飛んできたボールを捕捉する，逃げる相手を追いかけて捕まえる，相手のパンチをかわす，などがあげられる．多くのスポーツに共通する基本的スキル要素といえるこれらの動作に共通しているのは，運動の時空間的な正確さが求められるとともに，視聴覚など空間的に離れた場所からの情報をもたらす感覚モダリティーが重要になることである．

　以上3つのレベルに支えられて，行為のレベルが存在する．行為とは，問題解決に至る一連の動作系列のことをいう[6]．あるいは，空間場のレベルまでの動作をさまざまに組み合わせて特定の目的を達成する役割を果たすのが行為のレベルであると言い換えることもできる．歩く，掴む，運ぶ，などの動作を獲得した子どもは，「読みたい絵本を持ってきて」という親の言葉に応答して，隣の部屋の本棚まで行き，絵本を選んで手に取り，戻ってくることができる．熟練サッカー選手であれば，味方からのパスを受け，ドリブルを駆使して敵陣に切り込み，ゴールキーパーをかわしてシュートするという一連の動作系列を組み立てて得点することができる．空間場のレベルが担当するのは，ドリブルやパスやシュートという個々の動作を正確に遂行することであるが，これらの動作が個別にできたとしても一連の動作系列として成立するとは限らない．最終的な目的を達成するには，それぞれの場面に応じて適切な動作を選択し，組み合わせるという意思決定の問題を解く必要がある．

　以下の節では，これら運動構築の各レベルについて具体的な研究例をあげながら解説する．

▎3．緊張のレベル

1）心身の緊張とパフォーマンス

　筋緊張や心理的緊張状態を適切な範囲に調整することは，スポーツ，ダンス，音楽演奏，歌唱など幅広い身体スキルに共通する重要事項である．スポーツの試合や舞台での公演など，心理的に緊張する場面ではしばしば心臓が高鳴り，同時に筋の緊張も高まる．たとえば，ピアノ演奏時の心理状態および身体状態をリハーサル時とコンクール時とで比較すると，コン

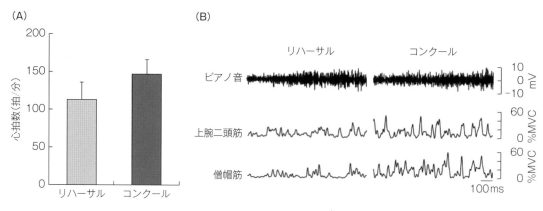

図7-2　ピアノ演奏時の心拍数（A）および筋活動（B）（Yoshieら，2009[7]）
筋活動強度は最大随意収縮（MVC）に対する割合を百分率（%）で示している．

クールの際には不安感情が増大するとともに心拍数および筋活動が亢進する（図7-2）[7]注2)．情動変容に伴う身体状態の変化がパフォーマンス低下をもたらすのは，これがスキルの構築を根底から揺るがすことになるからである．

2）脱力という熟練スキル

スキルの熟達に伴い，筋の弛緩（脱力）能力が向上する[8,9]．たとえばプロのドラマーでは，ドラム打叩の際に手首の屈筋（尺側手根屈筋）が収縮するとき，拮抗筋である伸筋（橈側手根伸筋）は弛緩する（図7-3）．一方で，非ドラマーは，屈筋と伸筋が同時に収縮してしまう（これを共収縮という）[9]．屈筋と伸筋が同時に収縮すると，互いに逆方向へ筋力が発揮されて運動のエネルギー効率が低下する．また，ホルン演奏の熟練者は，表情筋の活動強度を増大させずに音程を上げることができる[8]．その一方で，初心者は音程を上げようとすると表情筋の活動も亢進してしまう．楽器演奏の初心者が疲れやすい原因の1つにこのようなエネルギー効率の低下があげられる．

3）投球における体幹筋の役割

野球の投球は全身が関与する動作である．野球の投球における体幹筋の活動を計測すると，右投げ投手において左外腹斜筋が右外腹斜筋よりも早いタイミングで活動する（図7-4）[10]．左外腹斜筋の収縮は体幹上部を右に回旋させる作用を有するため，最終的に体幹を左に回旋する投球動作とは逆方向の力が作用していることになる．この活動は，骨盤の回旋を先行させるとともに上胴の回旋を抑えて位相差を作り出し，効率的に運動エネルギーを近位から遠位に伝達する役割を果たしていると考えられる．

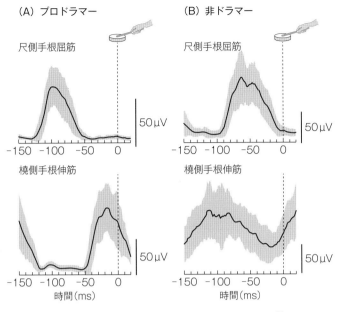

図7-3 ドラム打叩時の筋活動（Fujiiら，2009[9]）

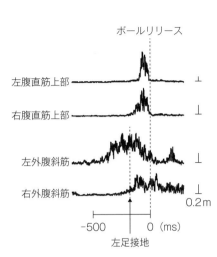

図7-4 投球時の体幹筋活動（Hirashimaら，2002[10]）

4．筋-関節リンク（シナジー）のレベル

　ゴクゴク水を飲む，キョロキョロ見回す，イヤイヤと首を振る，パチパチ拍手する，トコトコ歩く，など，ヒトは多岐にわたるリズミカルな運動を行う．これらはいずれも，共同筋および拮抗筋を含む多数の筋の協調的活動（シナジー）によって可能になる運動である．このような筋のリズミカルな協調は，系統発生的に古い神経回路によって遂行することができる．たとえばヒトのリズミカルな下肢協調運動にかかわる神経回路は脊髄レベルに存在し，腰髄に対して経皮的に電気刺激を行うと，左右脚のリズミカルな歩行様動作が現れる[11]．また，腰髄に加えて，頚髄や胸髄に対する刺激を組み合わせると，より大きな歩幅の歩行様動作を誘発することもできる．

　リズミカルな協調はまた，個体内の筋と筋の間だけでなく，個体間すなわちヒトとヒトの間にも発現する．たとえば集団でのダンスや音楽演奏では，複数の人々が協調的に振る舞う．このときには，個々の人々が協調して活動するいわば対人間（たいじんかん）のシナジーが形成されているといえる．

　体肢間の協調と対人間の協調には，興味深い共通性が認められる．たとえば左右の示指をリズミカルに内外転させてみる．このとき右指を外転すると同時に左指を内転し，右指を内転させるときに左指を外転するという逆相の運動を行い，徐々に速度を上げる．すると，左右の指が同時に内転し，同時に外転するという同相の運動になってしまう（図7-5）[12]．このような運動の位相逆転を相転移という．この相転移は，体肢間だけでなく

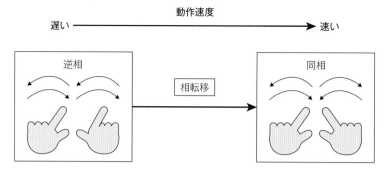

図7-5　体肢間協調運動の相転移

対人間でも生じることが報告されている．たとえば2人で並んで椅子に座り両膝を逆相で屈曲伸展させ徐々に速度を上げると，相転移が生じ同相の運動になってしまう[13]．

　これら体肢間の協調と対人間の協調を実現する神経回路は異なる．体肢間の協調は身体内の閉じた神経回路によって成立するのに対し，対人間の協調は直接的な神経結合の存在しない2者間で成立している．そのような違いにもかかわらず，位相の逆転という共通の振る舞いが立ち現れる．

　このような，スケールの異なる協調運動を記述するための数理的方法論として力学系（dynamical systems）アプローチがある．力学系数理モデルは，古典力学（ニュートン力学）モデルに対して上位互換性を有しており，これまで動物の個体変動，経済の景気変動，生物のパターン形成，神経細胞の相互作用など，多数の要素から構成される系の集合的振る舞いを共通の数理によって記述することに成功してきた．また，聴覚信号による運動の時空間的安定化，ストリートダンスおよびドラム演奏の熟達差，2者のアンサンブルにおけるテンポの高速化現象など，ヒトのリズミカルな運動の時間発展についてもモデル化に成功している[14]．

5．空間場のレベル

1）正確な運動制御と空間情報知覚

　リズミカルな運動において，空間的な正確さは必ずしも要求されない．たとえば一定のリズムでドラムを叩くとき，ドラムスティックの軌道や打点が明示的に規定されるわけではない．一方，たとえばバットでボールを打ち返すためには，適切な時刻において適切な空間位置にバットのミートポイントが到達するようスイングを調整する必要がある．

　眼を閉じてバッティングを行うことは難しい．ボールを打つためには，ボールの空間位置に関する情報が必要になる．このとき，たとえばボールと空気との摩擦によって発生する風切り音は，ボールの速度，回転，位置

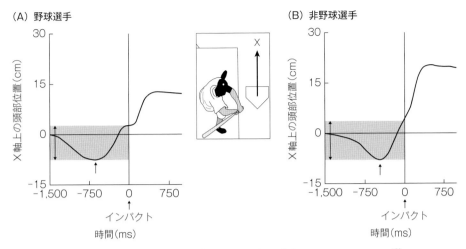

図7-6　野球のバッティングにおける頭部の動き（Nakataら, 2012[16]）

変化（接近）を知るための情報となり得る．ただし，空気という媒質によって伝えられる触覚や聴覚は，知覚可能な範囲が比較的狭く，風や雨などの気象条件によって大きく変化するという特徴を有する．これに対して，より広い範囲での知覚が可能で，外的条件にも左右されにくいのが視覚である[注3]．したがって，バッティングでは視覚情報が重要になる．たとえば，熟練打撃選手は非熟練選手と比較して，飛来するボールを，より手元近くに接近するまで注視できることが報告されている[15]．

　また，ボールをみる際の頭の動きに着目すると，熟練者はインパクト付近において頭部の併進速度が低下し，いったん停止する．これに対し，初心者はインパクトの前後において頭部が動き続けている（図7-6）[16]．一般に打撃動作においては頭部を前後（あるいは左右／上下）に動かしつつ同時にバットやラケットを振ってボールを打ち返すことは難しく，このような初心者の頭部の動きは，ボールとバットの相対的な位置関係を知覚するうえで不利になっている可能性がある．

2）正確な投球を支える身体自由度の協調（コーディネーション）

　ヒトの身体は数多くの自由度から構成されており，さらに姿勢が常に揺れ動いている．このため，同一の運動を再現することがきわめて難しく，正確な運動を遂行しようとする際にはこの変動する冗長かつ膨大な自由度の問題に対処する必要がある．たとえば空間上の1点にある的を狙ってボールを投げようとするとき，身体の各関節運動をどのように組み合わせるのかが問題となる．これまでの研究においては，このような投球を行う際には，結果的に正確な投球が可能になるように各自由度のあいだに協調的関係が成立することが明らかになっている[17]．

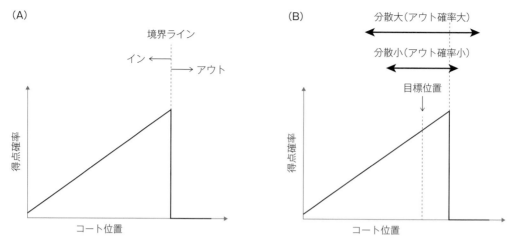

図7-7　コート位置と得点確率
A：ボール到達点がコートの内側から端に近づくと得点確率が増大するが，アウトしてしまうと得点確率が0になる．
B：到達点分散の異なる2人が同じ場所を狙ったとき，到達点分散の大きい人はアウトの確率も大きくなってしまう．
アウトの確率を下げるには，よりコートの内側を狙う必要がある．

6. 行為のレベル

1）リスクへの対処

　スポーツにおいてはしばしば，成功と失敗が隣り合わせになっている．たとえばテニスでは，サービスやストロークなど，自らの打ったショットが対戦相手から離れたコートの隅に決まれば，エースになって得点を得る確率が高まる．同時に，ライン際ぎりぎりを狙い過ぎるとアウトになり失点する可能性も増す．したがって，「どこまでコートの隅を狙うか」という意思決定がパフォーマンスを左右する鍵となりうる．

　このとき，パフォーマンスを最大化しうる狙い場所について，次のような単純化したモデルを用いて考えてみる（**図7-7**）．はじめに，コート座標を1次元で表し，到達点がコートの端に近くなるほど得点確率が増えると仮定する（**図7-7A**）．ただし，コートを外れてしまえば得点確率は0になる．このとき，コートの各点を狙った際の期待得点は人それぞれ異なり，一定の場所にボールを打った際の到達点分散に依存する．分散が小さければ，よりコートの端に近い場所を狙うことによって期待得点が高くなる一方で，分散が大きい場合には同じ場所を狙うとアウトになる確率が増えるので期待得点は低下する（**図7-7B**）．

　このような課題を行う際のリスク対処方略として，以下に示す3つのタイプが区別できる．すなわち，アウトになることを顧みず積極的にコートの端ぎりぎりを狙うリスク志向型，自己の到達点分散に応じた狙いどころを選択できるリスク中立型，失敗の可能性が低い（同時に得点確率も低い）場所を狙うリスク回避型である[18]．リスク志向型はコートの端近くを狙

うため，仮に成功すれば高確率で得点できるものの，成功確率自体が低くなるため期待得点は低くなる．リスク回避型は成功確率は高いものの成功した際の得点確率も低いため，やはり期待得点は低くなる．すなわち実力発揮という観点からいうと，リスク中立的な意思決定により，成功確率と成功した際の得点確率の積を最大にすることが必要になる．

2）認知バイアス

　行為のレベルにおける制御を最適化するためには，自らの分散を考慮した意思決定が必要になる．その意味で，適切な意思決定のためには「自らを知る」ことが必要になるといえる．一方で，実際に自らを知ることは難しく，しばしばその認知には偏り（バイアス）が生じる．たとえば，テニスのストロークにおいては，自ら打ったボールの落下点を実際の分散よりも小さく推定してしまうことが報告されており，このような認知バイアスがリスク志向性の増大に関与している可能性も指摘されている[19]．

おわりに

　ヒトの動作は身体発達の基本構造に立脚した複数の階層によって構築されており，より基礎的な階層が背景となって高次の階層を支え，高度な運動スキルを実現している．このような階層的スキル概念は，意思決定を含む高次の認知機能が，身体と不可分のものとしてあることを意味する．今後，スキル構築の身体性に着目することにより，高度なパフォーマンスを支える「心・技・体」を統一的に扱うことのできる枠組みが得られると考えられる．

注1）この頭尾法則は，乳児の日常行為の中で広く観察される．このような法則性に対する神経生理学的な説明として，脊髄レベルに対する大脳皮質の制御が頭側から尾側へ順に進むことが指摘されている[20]．その一方で，身体を実験椅子で支えられ体幹の安定性が確保されると，乳児において足を用いた到達運動が手よりも早い時期に現れることが報告されている[21]．このような頭尾法則の逆転が起こる理由として，運動制御の自由度が上肢よりも下肢で小さいことが指摘されている．すなわち誕生後数カ月の乳児における体肢の自発的運動を観察すると，上肢は内外転や内外旋を組み合わせた複雑な3次元軌道を描くのに対して，下肢は比較的単純な屈伸運動が多い．このような制約により，随意的に制御しようとした場合，下肢のほうが制御しやすくなると考えられる．また，日常生活においては，手の周囲に注意を向けることの方が足の周囲に注意を向けることよりも多い．たとえば養育者は通常，おもちゃを乳児の手の前に差し出すことが多く，足の前に差し出すことは少ない．またうつ伏せの姿勢では，手を見ることはできても足を見ることはできない．このような視覚的注意

　　の非対称性は，目と体肢の協調に影響しうる要因となる．すなわち乳児
　　の体肢動作に認められる頭尾法則とは，神経生理学的要因，解剖学的要因，
　　および経験などの外的要因が複合して出現する法則である．したがって，
　　これらの要因の組み合わせ次第ではこの法則の例外的事象も起こり得る
　　と考えられる．

注2）一般に，「緊張すると肩に力が入る」という．このとき緊張（収縮）して
　　いる筋は肩の外側にある三角筋ではなく首と体幹をつなぐ僧帽筋である．
　　興味深いことに，数多くの課題において緊張時に僧帽筋の活動亢進が報
　　告されている．

注3）もちろん視覚も外的条件によって変化しうる．たとえば，見ているボー
　　ルの明度，彩度，色相の絶対値は晴天時と曇天時で異なり，雨や霧によっ
　　ても変化する．一方で，これらの値の相対的変化（変化率）に着目すると，
　　絶対値の如何にかかわらず特徴点を検出することが可能になる．たとえ
　　ば接近してくるボールの輪郭部は，それを取り囲む空間の色や明るさが
　　大きく変化する部分として，天候や気象条件に左右されることなく抽出
　　しうる．知覚にとって重要となるのは，変わりゆく感覚の中で一貫性を
　　有する情報である．

文　献

1）大築立志．「たくみ」の科学．朝倉書店，1988．

2）Vauclair J 著，明和政子監訳，鈴木光太郎訳．乳幼児の発達－運動・知覚・認知－．新曜社，2012．

3）Rachwani J, Hoch JE, Adolph KE. Action in development: variability, flexibility, and plasticity. In: Tamis-LeMonda CS, Lockman JJ, eds., Handbook of Infant Development. Cambridge University Press, 2020.

4）Fantz RL. Visual perception from birth as shown by pattern selectivity. Ann N Y Acad Sci, 118: 793–814, 1965.

5）Bernstein NA. On dexterity and its development, pp1–244. In: Latash ML, Turvey MT, eds., Dexterity and Its Development. Lawrence Erbaum, 1996. （佐々木正人監訳，工藤和俊訳．デクステリティ－巧みさとその発達－．金子書房，2003）

6）工藤和俊．運動制御研究の課題．スポーツ心理学研究，27：10-18，2000．

7）Yoshie M, Kudo K, Murakoshi T, et al. Music performance anxiety in skilled pianists: effects of social-evaluative performance situation on subjective, autonomic, and electromyographic reactions. Exp Brain Res, 199: 117–126, 2009.

8）Hirano T, Kudo K, Ohtsuki T, et al. Orofacial muscular activity and related skin movement during the preparatory and sustained phases of tone production on the French horn. Motor Control, 17: 256–272, 2013.

9）Fujii S, Kudo K, Shinya M, et al. Wrist muscle activity during rapid unimanual tapping with a drumstick in drummers and non-drummers. Motor Control, 13: 237–250, 2009.

10）Hirashima M, Kadota H, Sakurai S, et al. Sequential muscle activity and its functional role in the upper extremity and trunk during overarm throwing. J Sports Sci, 20: 301–310, 2002.

11）Gerasimenko YP, Gorodnichev R, Puhov A, et al. Initiation and modulation of locomotor circuitry output with multi-site transcutaneous electrical stimulation of the spinal cord in non-injured humans. J Neurophysiol, 113: 834‑842, 2015.

12）Haken H, Kelso JAS, Bunz H. A theoretical model of phase transitions in human hand movements. Biol Cybern, 51: 347‑356, 1985.

13）Schmidt RC, Carello C, Turvey MT. Phase transitions and critical fluctuations in the visual coordination of rhythmic movements between people. J Exp Psychol Hum Percept Perform, 16: 227‑247, 1990.

14）工藤和俊，岡野真裕．アートする非線形力学系としての身体．生体の科学，70（6）：1‑4，2019．

15）Mann DL, Spratford W, Abernethy B. The head tracks and gaze predicts: How the world's best batters hit a ball. PLoS ONE, 8: e58289, 2013.

16）Nakata H, Miura A, Yoshie M, et al. Differences in the head movement during baseball batting between skilled players and novices. J Strength Cond Res, 26: 2632‑2640, 2012.

17）工藤和俊．協応する身体，pp115‑131．佐々木正人編, 知の生態学的転回，第1巻：身体．東京大学出版会，2013．

18）Ota K, Shinya M, Kudo K. Sub-optimality in motor planning is retained throughout 9 days practice of 2250 trials. Sci Rep, 6: 37181, 2016.

19）Yamamoto H, Shinya M, Kudo K. Cognitive bias for the distribution of ball landing positions in amateur tennis players. J Mot Behav, 51: 141‑150, 2019.

20）McGraw MB. The Neuromuscular Maturation of the Human Infant. Hafner, 1945.

21）Galloway JC, Thelen E. Feet first: object exploration in young infants. Infant Behav Dev, 27: 107‑112, 2004.

第II部
スポーツバイオメカニクス
SPORTS BIOMECHANICS

8章 　力学が紐解くスポーツ動作のエッセンス

9章 　技術発展から探るスポーツ動作解析

10章 　力学からみた体のバネの活かし方と
　　　機械学習を用いたアプローチ

8章 力学が紐解くスポーツ動作のエッセンス

1. スポーツバイオメカニクスの魅力

　スポーツ動作を力学と機能解剖学を基に研究する「スポーツバイオメカニクス」という言葉は，少し聞きなれないかもしれない．そこで最初に，スポーツバイオメカニクスの魅力について，トピックス的にいくつか紹介してみたい[1,2]．

　スポーツを行ったり，観戦したりしていると「何故？」と疑問を抱くことが少なくない．たとえば，野球のバッターがフォークボールで空振りしたとき,解説者は必ず「今のフォークはよく落ちました！」とコメントする．このようなコメントによって，多くの人たちがフォークボールは「落ちるから打てない」と思い込んでいる．ピッチャーの投球ボールを詳細に検討した Sakurai ら[3]は，ボール奇跡の垂直方向だけを直視するとフォークボールは自由落下（$9.8\,\mathrm{m/s^2}$）とほぼ同じで,それに比べてトップスピンのカーブの方がより落ちていることを客観的に示した．ではなぜフォークボールが決め球に使われ，打者が空振りをさせられるかというと，タイミングがずれるからだと指摘する[3]．つまり，フォークボールとストレートボールは投手の握りが違うだけで投球フォームは同じである．しかし，フォークボールは指の間でボールを抜くので，バッターがストレートボールのタイミングでバットを振る時点では，フォークボールの場合まだボールがホームベース上にこないからなのである．これは，スポーツの一般常識を科学が覆した一例である．

　また，多くのゴルフ初心者のドライバーショットは，ボールが身体と逆方向へとそれる「スライス」になることが多い．この原因は，インパクトの瞬間のボールに対するクラブヘッドの進行方向とフェイス角度によるが，野球とゴルフスウィングの違いが原因，つまり，野球に親しんでいる人は野球打ちでゴルフをやるからと考えられる．両打撃の両肩とグリップを結んだ三角形を考えてみると，ゴルフは両肩の中点とグリップを結んだ延長線上にインパクトがあるが,野球はその延長線上にバットが来る前（つまり手首が返らない前）に打点がある（図8-1）．この違いによって，野球打ちのゴルフショットはボールにスライス回転を与えてしまうが，まっ

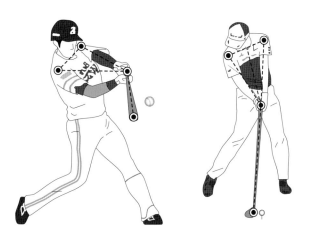

図8-1　バッティングとゴルフスウィングの打点の違い

すぐに打つためには野球打ちのクセを，手首を返してインパクトを向かえるように直さなければならない．

　スポーツ技術を習得あるいは向上させるうえで，「主観と客観の統合」を支援することが，スポーツバイオメカニクスの担うべき一使命である．ところがこの両者は，必ずしも一致するわけではない．たとえば，野球でカーブを投げる際，ボールに対してどのように回転を与えるのが効果的であろうか．ドアノブを回す方向，すなわち小指側へ手首（前腕）を捻る動作を「回外」といい，反対に親指側へと捻る動作を「回内」という．カーブの投球リリースの瞬間，前腕は回外と回内のいずれの方向へ運動しているのだろうか．ピッチング練習を行うピッチャーがよくとるポーズにも表れているように，従来，カーブの投球では，前腕を回外させることによってボールに横回転を与えるという考え方が主流であった．ところが，直球とカーブ投球時の上肢運動をキネマティクス的に比較分析した桜井の研究[4]によると，カーブの投球リリースの瞬間，前腕は回内方向へと運動していることが明らかとなった．このようにスポーツの中では，自分のもっているイメージと実際に起きている現象が一致しないことも少なくない．いわゆる「思いこみ」の一端であるが，こうした思いこみを，客観的根拠を示してくつがえす研究もみられる．

　スポーツバイオメカニクスの最大の魅力は応用科学であることである．たとえば，近年の日本の陸上スプリント種目の競技レベルは高い．この活躍の原因をつくったのは，バイオメカニクス研究である．具体例をあげると，1991 年東京世界陸上選手権から続く，スプリンターの動作解析，具体的には疾走中の下肢 3 関節のトルク解析によって，股関節を中心にしたスイング動作が，より速い走りを作り出す原因であることが明らかになった．

　1）地面をキックした後に脚を前にもっていく振り出し（≒巻き込み）局
　　　面：膝・足関節は空中でリラックスしていてトルク発揮がない．そ

して，股関節が大きな屈曲トルクを発揮し，素早く屈曲すれば，リラックスした膝は自然に屈曲して下腿が巻き込まれる．外部から見ると，脚がムチのように前に運ばれているようにみえる．

2）脚を前から降り戻してキックする局面：接地中の脚は，膝と足関節をほぼ固定し（屈伸せずに），股関節の伸展トルク発揮によって身体を前方へ移動させる．

歴代の世界トップ選手は，見た目の特徴が多少違っても走りのエッセンス・本質（1と2）は共通している．選手本人が意識しているか否か，自然にできたのかどうかといった習得過程は別にして，トップ選手の走りを集約すると，この股関節を中心としたスイング動作になる．これは「こうしなければ速く走れない」という，トップ選手になるために科学が示した解，つまり必要条件といえる．この目標を選手とコーチが洗練させていった結果，日本の短距離走のレベルが格段にあがったのである．こういった動作解析に加えて，近年進境著しいシミュレーションというアプローチが「将来，スポーツ指導を劇的に変えるかもしれない」という夢を与えてくれている．

競争原理から逃れられないスポーツの現場は日進月歩であり，あらゆることに確かな裏付けを待っている時間的余裕はない．また，そもそもスポーツには科学の対象とはしづらい側面が多い．このため，スポーツの技術指導やトレーニングが，仮説追随的（hypothesis driven）に進行していく点はやむを得ない．それでも，スポーツバイオメカニストは，スポーツという実世界において，確かな情報を提供していく責任がある[1]．スポーツ界において「動作の正しい理解」を広め深めるために，客観的で確かな情報を提供できるのは，スポーツバイオメカニクスなのである．なお，スポーツバイオメカニクスの魅力については，「9章　技術発展から探るスポーツ動作解析」と「10章　力学からみた体のバネの活かし方と機械学習を用いたアプローチ」でさらに詳しく述べる．

▌2．バイオメカニクスとは

まず，バイオメカニクスという言葉と概念について説明しておこう．バイオメカニクス（biomechanics）の bio は「生命あるいは生物」を，mechanics は「力学あるいは機序」を意味しており，狭義には「身体への力の作用」つまり身体の構造や機能を力学的観点から解明する科学であり，広義には「生体の運動」に関する総合科学であるといえる．バイメカニクスを広義にとらえると，隣接する学問分野は多い（図8-2）[5]．バイオメカニクスは，細胞，組織，器官，器官系，個体とさまざまな階層の生体構造とその機能を対象とし，人間が使用する用具や環境なども含まれる．

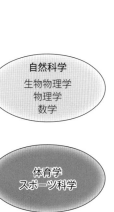

図8-2　広域科学としてのバイオメカニクスと関連科学分野
（Robertson，1997[5]）より改変）

　バイオメカニクスの母体となる力学は，基本的に3つの分野，つまり1）流体の力学，2）変形する固体の力学，3）剛体である物体の力学，から成り立っている．バイオメカニクスは，細胞，組織，器官，器官系，個体というようにさまざまな階層の生体構造とその機能を対象とするが，それを力学の3分野にあてはめてみると，次のようになる．

　1）血液や気体，水泳や水中の運動に関する流体力学
　2）生体軟組織・硬組織（骨や靱帯，他の結合組織）の変形に関する材料力学
　3）熱・物質の移動現象と，関節の運動やその複合としての身体運動にかかわる剛体の機械力学

　このバイオメカニクスの概念と手法をスポーツに当てはめた学問分野を，「スポーツバイオメカニクス」という[4]．

3．バイオメカニクスの基礎－力学の研究史－

　バイオメカニクスは，科学の中でも最も古く確立された力学と機能解剖学にその基礎をおく．力学の基礎となる数学はユークリッド（Euclid，c.450－380 BCE），アリストテレス（Aristotelēs，384－322 BCE），アルキメデス（Archimedes，287－212 BCE）まで，一方，解剖学的側面についてはダ・ヴィンチ（da Vinci，1452－1519；図8-3）やボレリ（Borelli，1608－1679）の研究までさかのぼる．

　力学の基本法則の成立に関しては，物理学史上最大の名著，ニュートン（Newton，1642－1727）の「自然哲学の数学的諸原理，プリンキピア」（Philosophiae Naturalis Principia Mathematica，1687）が大きな役割を果

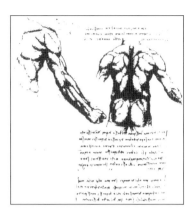

図8-3　ダ・ヴィンチによる人体筋のスケッチ

たした. ただし, ニュートンの「プリンキピア」で用いられている方法は幾何学的な方法であり, 発展性に欠けるうえ, 学ぶのに非常に困難を伴うものであった. これを, 運動の法則に代表される「ニュートン力学」の形式にしたのは, オイラー（Euler, 1707-1783）を始めとするヨーロッパ大陸の物理学者や数学者であった. 質点, 質点系, 剛体の力学もオイラーによって体系化された. つまり, ニュートン力学は（原理的にはプリンキピアを出発点としているが）彼のオリジナルのものではなく, 彼の死後100年以上かけて整備されたものなのである. また, プリンキピアを基に, 弾性体力学や流体力学など, 連続体の力学も独自の発展をとげた. 一方, ニュートンの運動方程式をより形式的かつ解析的に表そうという流れも起こった. これは, ラグランジェ（Lagrange, 1736-1813）やハミルトン（Hamilton, 1805-1865）らの解析力学という形で結実する. こうして, 古典力学の枠組みは完成したのである.

　しかしながら, この力学はやがていくつかの内部矛盾を呈し始め, また実験技術の進歩もニュートン力学の適応限界を明らかにし始めた. 19世紀末から20世紀初頭の多くの実験結果は, 当時確立されたと信じられていた物理学を根底から揺るがした. この物理学最大の危機を救ったのが, 「量子力学」と「相対性理論」であり, 物理学史ではこれを現代物理学と呼んでいる. しかしながら, ヒトの運動のような身のまわりの力学現象を研究する場合に, ニュートン力学は十分に役に立つ. スポーツバイオメカニクスも, このような背景をもつニュートン力学に支えられているといえる.

4. スポーツバイオメカニクスの研究史

　ニュートン力学を基にした, 現代につながる身体運動の研究, つまり人間の大腿や下腿といった各セグメントを剛体とするリンクモデルを使った

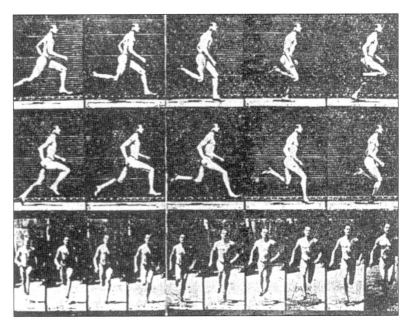

図8-4　最初に撮影されたランニングフォーム（Muybridge，1907[8]）

　動作の研究は，ウエーバー兄弟（Weber brothers[6]）やブラウネとフィッシャー（Braune と Fischer[7]）によって，19世紀に始められた．しかし，彼らの時代は，画像を記録する手段がなかったために，定量的な分析ができなかった．その後，フランスのマレー（Marey，1830-1904）とアメリカのマイブリッジ（Muybridge，1831-1904）が初めて人間と動物の動きを映像に記録する手法を開発した（**図8-4**）[8]．その後，動きの撮影に関しては，フィルムからビデオそしてモーションキャプチャへと進み，複雑な人間の動きを記述し，定量するための方法が洗練されてきた．特に，最近のコンピュータの発展は，データ処理を容易にし，また2次元で撮影された動作を3次元にまで拡大して立体的にとらえられるようになった．

　この映像解析に地面反力などの力量測定を加えることによって，動作の記述だけではなく，動作の原因となっている力の情報を推定できるようになったことが，スポーツバイオメカニクスを大きく発展させた[5]．20世紀初頭に，フェン（Fenn[9]）やエルフトマン（Elftman[10]）は，Braune と Fischer[7]および Fischer[11]の研究を基に，初期の映画撮影機と人体計測データを用いて，人間の歩行の詳細な分析を行った．特に Elftman はフォースプレートを用い，歩行[12]やランニング[13]中に発生する下肢3関節の個々のトルクやパワーを計算するための方法を考案した．これは現代でも，運動力学解析の中心となっている[14]．

　以上のように，バイオメカニクスは身体運動を記述することから始まり，次に運動の原因となる力の情報を得られるようになった．

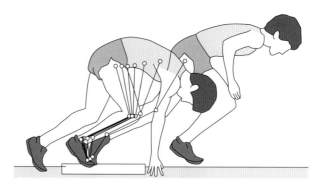

図8-5　身体の動作とリンクセグメントモデル (Fukashiro, 1988[15])

5. スポーツバイオメカニクスの視点

　身体運動は日常生活の平易な動作も含まれるが，スポーツにみられる動作は，遺伝的・環境的に選択され洗練された最もハイレベルな動きであるといえる．スポーツバイオメカニクスは，スポーツ中の人間や物体の運動を，身体と外界とを系として，筋力や身体内部で作用する「内力」と，重力・地面反力・空気抵抗等の「外力」との相互作用による現象として理解する．そして，それに基づき，スポーツの練習，トレーニングや指導，スポーツ障害の予防，スポーツ用具の改良，スポーツ施設の改善や安全性の向上等に役立つ知識の提供をめざす，「応用科学 Applied Science」だといえる．

　スポーツバイオメカニクスの中で，主となる解析方法は，前述（3．バイオメカニクスの基礎）の剛体のバイオメカニクスである．身体を剛体，すなわち前腕や上腕といったセグメントが曲がったり伸張したり圧縮したりしないと仮定する．もちろん身体は実際剛体ではないが，そう仮定することが，身体運動の力学を研究するうえで合理的かつ正確な手段なのである．剛体モデルをリンクセグメントモデルと呼ぶ（**図8-5**）[15]．

　もちろんこのモデルによって，「2．バイオメカニクスとは」で示した分類1）の身体運動中の血流や呼吸や，2）の生体軟・硬組織の変化を定量化することはできない．そこで，リンクセグメントモデルを用いた研究と同時に，たとえば，近赤外分光法を用いて血流を，呼気ガスを分析してエネルギー代謝を，筋電図 EMG を用いて個々の筋の活動状態を，また，超音波法を用いて運動中の筋線維の収縮状態や腱組織の弾性を定量する，といった複合的実験によって，身体運動を多角的に分析することが，その運動の把握をより正確なものにする[16]．上記分類の1）や2）の測定は，運動生理学の手法を用いているが，広義のバイオメカニクスの範疇にはこういった測定法も含まれる．

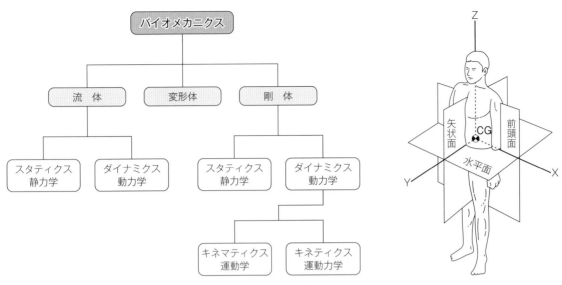

図8-6　バイオメカニクスの構成（Robertson，1997[5]）　　図8-7　身体の3次元平面

6. キネマティクスとキネティクス

　剛体のバイオメカニクスは，さらにスタティクス（静力学 Statics）とダイナミクス（動力学 Dynamics）に分けられる（図8-6）[5]．スタティクスは，安静時の身体や組織の研究であり，動きや姿勢の乱れから被験者を保持する安定性や摩擦力を扱う．スタティクスによる姿勢制御の研究から，身体内に備わっている反射などの機能が明らかにされている．一方，ダイナミクスは，運動中の身体に関する研究で，スポーツバイオメカニクス研究の多くはこれに含まれる．

　ダイナミクス自体はさらにキネマティクス（運動学 Kinematics）とキネティクス（運動力学 Kinetics）とに分けられる．キネマティクスでは，動きの原因となる力とは関係なく，動き自体の形や変化を研究する分野である．キネマティクスはさまざまな動きの特徴を示すことに限定されるが，たとえば投動作の個々人の特徴について多くの人で比較する，あるいは同じ人が投げるカーブとストレートといった異なる種類の投動作を比較するといったことに主に利用される．キネマティクスで扱う物理量は，並進および回転運動の変位・速度・加速度であり，身体運動を完全に記述するには，セグメントごとに重心の矢状面・前額面・水平面について，変位・並進速度・並進加速度，2平面内での角度変位・角速度・角加速度の計15変数（並進は3方向，回転は2平面についての変数）が必要になる（図8-7）．

　一方，キネティクスは「動きの原因となる力」を研究する分野で，バイオメカニクスの骨幹をなす．筋肉は神経刺激によって短縮して力を発生す

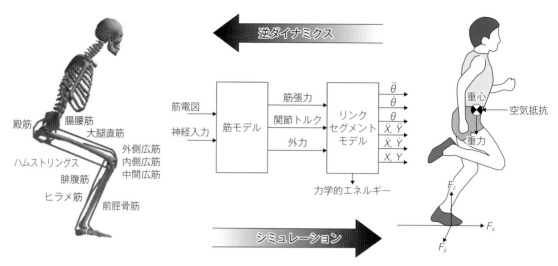

図8-8 逆ダイナミクスとダイナミクス（シミュレーション）（深代，1995[17)]）

るが，この力が基になって動きが成立する．個々の筋は腱によって関節を
介した骨に付着しており，筋収縮はこれらの関節の回転を起こし，ときに
は回転に抵抗する．人間の動きのキネティックな分析は主に，筋によって
発揮される力を推定し，逆にどのような動きが関節や骨においてこれらの
力を発揮させているのかを知ることを目的としている．キネティックな定
量分析では，さらに力によって生じる仕事，力積，トルクやパワーといっ
た変量に拡大することができる．

■ 7. 順ダイナミクスと逆ダイナミクス

　興味深いことに，人間は経験から，まったく初めての運動でも，その運
動にちょうどよい力を発揮することができる．ご飯茶碗を持ち上げるのに
ダンベルを持つような力を発揮する人がいないように，人間は適切な出
力をあらかじめ設定してから運動を起こす（フィードフォワード制御）．
すなわち，人間は筋力を発揮して動きをつくりだすという順序をとって
おり，これが通常の身体運動の流れなので，これを「（順）ダイナミクス
（Synthesis/Forward solution，順動力学）」という（図8-8）[17)]．対象が，
ロボットなどの人工物ならば，エンジニアはその力をコントロールして，
機械の構造から動きを決定するというダイナミクスの手法をとることがで
きる．これは「物理モデル」と呼ばれている．また，ロボットなどの物体
を用いないで，コンピュータ上で行う方法があり，これは「数学モデルあ
るいは計算モデル」と呼ばれている．最近では，下肢に多数の筋を取り付
けた骨格モデルについて，歩行や垂直跳を具現するコンピュータシミュ
レーション研究も発表されている[18, 19)]．

　一方，人間の場合，身体運動の発現の基となる筋力を知るには，間接的な手法が必要となる．つまり，ビデオ撮影などによって動きのキネマティクスを最初に定量化し，次にニュートンの法則を応用することにより動作の原因となる力を推定する．これは運動生成の順序とは逆方向なので「逆ダイナミクス（Inverse dynamics，逆動力学）」と呼ぶ（図8-8）．これは，スポーツバイオメカニクスにおいて最も一般的な手法である．この方法を用いれば，ヒトの全力疾走中の下肢関節トルクや投動作中の上肢関節トルクが明らかになり，運動している本人がどのように力を入れて動きをつくりだしているのかが客観的にわかるのである．力の出し方で運動を生成する人間の機構を考えると，この情報は動作の指導などにおいて大変貴重なものとなる．

8．モーションキャプチャによる動作解析

　ヒトの動作の情報をコンピュータに取り込む仕組みはさまざまあるが，ここでは全身の3次元動作記録に用いることができる「光学式」「磁気式」「慣性センサ式」の3つのモーションキャプチャ方式を解説する（表8-1）[20]．

　光学式は，身体各部位に貼り付けたマーカーを複数台の赤外線カメラで撮影することによって，マーカーの3次元位置座標を取得する方式である（図8-9）[20]．原理は撮影画像を用いた位置座標取得と同様であるが，マーカーからの反射光を識別することで自動的にマーカーの位置座標を取得することができる．光学式のメリットとしては，動作者の動作を制限しないことがあげられる．身体に貼付する球型のマーカーは直径2 cm程度と小型で軽量である．また，他の方式と比べても計測精度が高い．さらに，マーカーを容易に増やすことができ，複数人の動作を同時に記録することも可能となる．これらの利点から動作解析を行う多くの研究機関では光学式が採用されている．しかしながら光学式にも欠点が存在する．1つはデータの後処理が必要な点である．データ取得後は，身体の一部や服に隠れてしまったマーカーの位置座標を推定する必要がある．カメラが複数台必要であり高価である点も欠点としてあげられる．また，太陽光が赤外線を含むため，屋外での測定は基本的に日没後行われる．

　磁気式は，ソースコイルによって空間に磁束を発生させ，センサコイルに発生する誘導電流を計測することで，センサコイルの位置と姿勢を計測する方式である．各センサコイルは送信機と有線でつながっており，そこから無線でコンピュータにデータが送られる．磁気式は，光学式のようなマーカーの隠れによる位置座標の欠損がない．これにより，データの後処理が不要である．磁気式の欠点は，磁場を利用するため，計測範囲内に金

表8-1　モーションキャプチャの種類と特徴（川本と深代，2016[20]）

	光学式	磁気式	慣性センサ式
メリット	動作の制限がなし 高い周波数で計測可能 複数人同時計測可能	リアルタイム計測可能 位置と方向を取得	広範囲で計測可能 位置と方向を取得
デメリット	高価 データの後処理が必要	金属による測定精度低下 有線による動作の制限	ドリフトによる精度低下

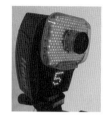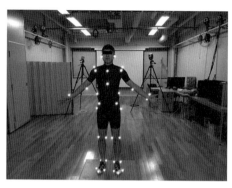

図8-9　赤外線カメラ（左）と，マーカーを装着した被験者（右）（川本と深代，2016[20]）

属が存在すると測定精度が低下することである．

　慣性センサ式は，角速度センサおよび加速度センサを身体各部位に装着し，センサの位置と姿勢を算出する方式である．カメラなどの大掛かりな計測装置が不要であり，センサとデータの送信機が設置されたスーツを着るだけで動作を取得することができる．データの記録装置を身体に装着することで，スキーなどの広範囲にわたる動作記録が可能となる．慣性センサ式の問題点は，温度変化や電圧変動によってセンサの出力値が変動してしまう点である．その出力値を時々刻々足し合わせて角度や位置を求めるため，誤差が大きくなってしまう．地磁気センサやGPSを併用することで精度を高める工夫がなされている．

　動作の3次元データ取得後は，数値計算ソフトや動作解析ソフトを用いて，各関節の位置座標，速度，加速度や角度，角速度，角加速度といった動作そのものを表すキネマティクスデータをまず算出する．次に力学解析によって，動作を生み出す原因である力に関するキネティクスデータを算出する．キネティクスデータとしては各部位が隣接した部位に及ぼす関節間力や，関節まわりに各部位を回転させる力の大きさを表す関節トルクを算出する．ただし，解析する下肢や上肢の末端が物体に接している場合は，身体が物体に及ぼす力の計測装置が必要となる．たとえば，走行中の下肢のキネティクスデータを算出するためには，足が地面に及ぼす力を測定するフォースプレートが必要である．関節トルクが求まれば各関節で生み出される仕事や，身体各部位間のエネルギーの流れを明らかにすることもで

きる．キネマティクスデータの算出により動作そのものを定量的に記述することができ，さらに，キネティクスデータの算出によって動作を生み出す原因となる力を定量化することができる．この力のデータは動作を観察しただけでは明らかにできない点であり，動作解析を行う大きなメリットとなる．

　スポーツバイオメカニクスにおける動作解析は，キネマティクス・キネティクスデータを用いて，動作の仕組みそのものを明らかにすることが基本である．力によって身体各部位の運動の状態が変化する．つまりキネティクスデータとキネマティクスデータの間には因果関係があるので，それらを理論的に考察することで，どのような仕組みでその動作がつくりだされたかを明らかにすることを忘れてはならない．さまざまな競技レベルの選手の動作解析より，その動作の普遍的な仕組みが明らかになれば，優れた動きとその理由を明らかにすることができるからである．

9．バイオメカニクスにおける測定・分析・評価

　動作を客観的にとらえるバイオメカニクスには，その手順として，動作を1）測定・記述し，それを2）分析して，3）評価するという3段階の過程がある[14]．対象とする動作は，立位静止姿勢といった静的なものから全力で行う走・跳・投といったものまでさまざまであり，また対象者は障害者や高齢者から競技スポーツ選手まで多様である．動作や対象者が異なっても，それを測定・記述する方法，たとえばビデオ撮影やゴニオメータを用いた関節角度の測定，加速度計やフォースプレートといった力量測定の方法自体はまったく同じである（図8-10）[21]．また，分析の段階で考慮される力学的原理や生物学的原理も変わらない．どの段階においても，人為的作業が入るので，測定・分析を行う「検者」は，その原理，測定機器，測定環境と条件を十分に理解することと同時に，熟練が必要になる．

　このように測定・分析した後の「評価」は，対象や目的によって大きく異なる．その評価の難しさの1つに「冗長性」がある．人間をはじめとした動物の神経・筋・骨格系の特徴として，ある効果を生み出すための手段として複数の階層において冗長性を有することが古くから指摘されてきた．われわれの身体がこのような仕組みを有することは，古典的な運動制御論的には運動指令の計算負荷を高めることが予想され不合理なように感じられるものである．

　しかし，こうした仕組みは進化論的には，外的環境の変化や，身体の損傷に対してシステムとして頑健であるために進化の過程で形成されたのではないかといったことが考察されてきた．そして，この冗長性の存在故に，われわれはある運動課題を遂行するうえで多様性のある動きや筋の動員パ

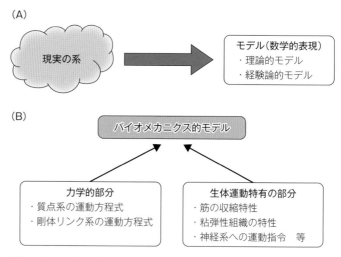

**図8-10　現実の系とシミュレーションモデルの関係（a）とバイオ
メカニクス的モデルの典型例（b）**（長野, 2010[21]）
（A）現実の系の振舞いを数学的に表現した物がモデルである. 理論的背景
に基づいたモデルと, 経験論的なモデルに大別できる場合が多い.
（B）質点系, あるいはリンク・セグメント系と見なせる力学的な部分と,
生体組織に特有な部分のハイブリッドされたものととらえる場合が多い.

ターンを選択することが可能である場合が多いと考えられるのである.

　動作記述の技術を用いて出てきたデータを解釈する際に有りがちなこと
として, たとえば大きな力を発揮している筋がその動作において重要な筋
であるといった考え方がある. その他にも, トップアスリートと平均的運
動選手のデータを比較して目立った違いがみられる点が当該動作課題遂行
におけるキーファクターであると考えるといったことがある. しかし, 冗
長システムとしての身体がタスク解決方策の多様性を有することは, この
ような素朴なデータ解釈に基づく動作課題における個別要素の重要性や動
作の正常性の評価の仕方に疑問を投げかけるものである.

　すなわち, 問題は, 目標とする動作は既存の動作を観察しているだけで
はみえない潜在的存在であるということである. したがって, バイオメカ
ニクスは起きている運動を記述する技術を基礎としつつも, 未だ観測され
ていない起こるべき運動を構想することを基礎づけるような理論体系を備
える必要があり, それは今後のこの分野の課題であるといえよう.

📖 文　献

1）深代千之, 川本竜史, 石毛勇介ほか. スポーツ動作の科学−バイオメカニ
　クスで読み解く−. 東京大学出版会, 2010.
2）深代千之, 内海良子. 身体と動きで学ぶスポーツ科学. 東京大学出版会, 2018.
3）Sakurai S, Ikegami Y, Yamamoto Y, et al. Trajectory of a pitched baseball: how
　and why does the forkball break downward? Nagoya J Health Physical Fitness
　Sports, 25: 13-18, 2002.

4）深代千之，桜井伸二，平野裕一ほか編著．スポーツバイオメカニクス．朝倉書店，2000．

5）Robertson DGE. Introduction to Biomechanics for Human Motion Analysis. Waterloo Biomechanics, 1997.

6）Weber W, Weber E. Mechanik der Menschlichen Gehwerkzeuge. Dieterich, 1836.

7）Braune W, Fisher O. Über den Schwerpunkt des menschlichen Körpers mit Rücksicht auf die Ausrüstung des deutschen Infanteristen. Hirzel, 1989.

8）Muybridge E. The Human Figure in Motion. Chapman & Hall, 1907.

9）Fenn WO. Mechanical energy expenditure in sprint running as measured by moving pictures. Am J Physiol, 90: 343, 1929.

10）Elftman H. The measurement of the external force in walking. Science, 88: 152 - 153, 1938.

11）Fischer O. Theoretische Grundlagen für eine Mechanik der lebenden Körper. Leipzig, 1906.

12）Elftman H. The function of the arms in walking. Hum Biol, 11: 529 - 535, 1939.

13）Elftman H. The work done by muscles in running. Am J Physiol, 129: 672 - 684, 1940.

14）Winter DA. Biomechanics and Motor Control of Human Movement, 4th Ed. John Wiley & Sons, Inc., 2009.

15）Fukashiro S. Moment of force and mechanical power in joints during leg extension, pp938 - 942. In: de Groot G, Hollander AP, Huijing PA, et al., eds., Biomecanics XI-B, Free University Press, 1988.

16）Fukashiro S, Hay DC, Nagano A. Biomechanical behavior of muscle-tendon complex during dynamic human movements. J Appl Biomech, 22: 131 - 147, 2006.

17）深代千之．身体運動の再構築．Jpn J Sports Sci，14：509 - 510，1995．

18）Nagano A, Komura T, Yoshioka S, et al. Contribution of non-extensor muscles of the leg to maximal-effort countermovement jumping. Biomed Eng Online, 4: 52, 2005.

19）Yoshioka S, Nagano A, Hay DC, et al. The effect of bilateral asymmetry of muscle strength on jumping height of the countermovement jump: a computer simulation study. J Sports Sci, 28: 209 - 218, 2010.

20）川本裕大，深代千之．動作の3次元解析．体育の科学，66：245 - 248，2016．

21）長野明紀．シミュレーションによるヒト動作の構築．体育の科学，60：171 - 178，2010．

9章 技術発展から探る スポーツ動作解析

　各種スポーツにおいてアスリートがみせる洗練されたパフォーマンス，ときに想像を超えるパフォーマンスは人々を魅了し，熱狂させる．そのようなパフォーマンスを最も直接的に扱える研究領域がスポーツバイオメカニクスであり，分野の魅力となっている．また，心技体の内，アスリートの創意工夫が顕在化しやすい「技」を主たる対象とする点も研究者を惹き付ける点である．これまでに特色ある研究が多数なされてきたが，それを支えてきたのは研究者の工夫や努力，また，研究を取り巻くハードウェアやソフトウェアの発展である．本章では，後者を切り口に，スポーツバイオメカニクスにおいて現在そして近い将来においてどのような応用可能性があるか考えたい．

　技術発展・革新が研究内容に与える影響は大きい．スポーツバイオメカニクスの場合，カメラ・映像関連の技術発展に伴い分野の基盤ができ，パソコンの登場によってコンピュータシミュレーション（以降，シミュレーション）の技術が普及し，実験や理論研究にシミュレーションという新たな方向性が加わった歴史がある．近年では慣性センサを用いた動作計測手法の登場があり，これまで困難が多かった自然系のスポーツ（例：スキーやカヌーなど）の研究も可能となってきた．また，最近の話題で重要なものはディープニューラルネットワークを用いたマーカーレスモーションキャプチャ（計測対象者に対して計測用マーカーを貼付することなく通常のビデオカメラ映像から自動で人や物の姿勢を抽出可能な動作計測法）の登場である．バイオメカニクス領域において実践研究は取り組み難いものであるが，この技術はスポーツ競技の実践の場における研究を助けるものであり，新たな世界を拓くことが期待されるものである．

　以下の節では，シミュレーション，慣性センサを用いた動作計測法，マーカーレスモーションキャプチャを用いた事例をそれぞれ紹介し，スポーツバイオメカニクス研究の今後について応用・活用という視点から推察する．

▌1．ジャンプ動作のシミュレーション

　シミュレーションを用いた動作研究の強み・魅力の1つは設定を柔軟に調整・変更できることである．筋力の強さや用具の特性を変更することはもちろんのこと，二関節筋を単関節筋に変えるといった非現実的な設定も可能である．現実の忠実な再現だけではなく，現実から離れたところから現実を俯瞰できる手段として，非現実的な設定におけるシミュレーションも有益となる．たとえば，二関節筋のない状況（世界）を観察できた場合，二関節筋の機能的意義について，観察できない場合よりも理解を深めることが可能となる．その自在さを活かすと，実験的研究とは異なる方向からスポーツ動作を探求する研究活動が可能となる．それらの知見は運動の成り立ちについての根源的理解を実験とは異なる方面から促進するものであり，直接的ではないにせよ，あらゆるスポーツに役立ち得るものとなる．たとえば，オランダの研究グループは，この視点からシミュレーションを活用した研究も行っており，ヒトの動きについて示唆に富む知見を多く発表している[1]．

　スポーツの実践的な面でのシミュレーションへの期待として，各種スポーツ動作における理想型の追求や，アスリート個々人の特性を組み入れたテーラーメイド型モデルによる動作生成などがあげられる．しかし，ヒトについて未解明な部分が多いことや，コンピュータの計算性能の不足などから，期待される水準には達していない．現状では，モデルの規模や動作を限定したうえで実施することが一般的であり，実践面での直接的活用というよりは動作の基礎的理解に視点を置いた研究が多い．

　ここから著者らの垂直跳の研究を紹介する[2]．この研究は筋力の不均衡が垂直跳のパフォーマンス（跳躍高）に与える影響について，シミュレーションを用いて調べたものである．研究では2つのモデル（筋力均衡モデルと筋力不均衡モデル，図9-1）を用いてシミュレーションを行い，高く跳べるのはどちらのモデルか，また，それはなぜか，この2点について調べた．読者自身で結果およびその理由を予想しながら読み進めていただきたい．シミュレーションの強みが設定の柔軟性にあることを先述したが，本シミュレーションはその特長を利用した研究であり，実験では難しい研究課題である．

　結果を述べる前に手法の概要について説明したい．用いたモデル（下肢の筋骨格モデル）は骨格モデルと筋モデルによって構成され，筋を収縮させる指令を入力することで動く仕組み（すなわち，ヒトと同様の仕組み）となっている（図9-2）．筋モデル内の最大筋力を表すパラメータを調整し，左右差を表現する．各筋で発揮される力は入力される指令だけではなく，そのときの筋の状態（収縮速度や長さ）によっても影響を受ける．筋

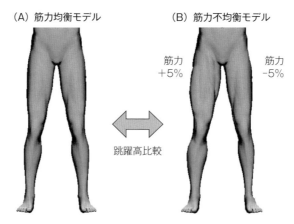

（A）筋力均衡モデル （B）筋力不均衡モデル

筋力 +5%　　筋力 -5%

跳躍高比較

図9-1　筋力均衡モデル（A）と筋力不均衡モデル（B）のイメージ図
筋力均衡モデルは左右脚が同じ筋力であり，筋力不均衡モデルは右脚の筋力が左脚よりも強い設定となっている．両脚合計筋力は両モデルで同じ設定である．

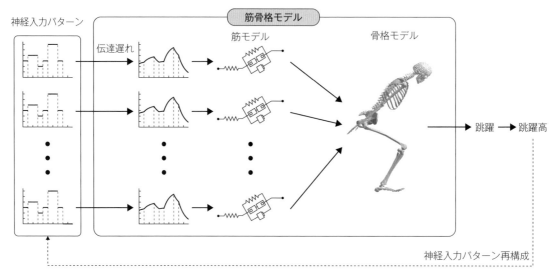

神経入力パターン

伝達遅れ

筋骨格モデル

筋モデル

骨格モデル

跳躍 → 跳躍高

神経入力パターン再構成

図9-2　筋骨格モデルの概要

への入力指令は跳躍高を評価基準に，より高い跳躍を行える入力指令がコンピュータにより探索的（試行錯誤的）に求められる．探索はコンピュータの計算能力を頼りに数十万回にも及ぶ試行（アスリートにおける練習に相当）により行われる．コンピュータは評価基準（跳躍高）のみを手掛かりに入力指令を調整しながら最適な入力を探索するため，評価基準の設定は動作生成の鍵となる．垂直跳を対象とした理由の1つはこの点にあり，垂直跳の場合，評価基準が明確でありコンピュータで処理するうえで適している．先の段落でコンピュータの計算性能がシミュレーションの可否に関連することに言及したが，モデルや動作が複雑になるほど，探索回数が爆発的に増えることによるものである．なお，これまでに効率的な探索を

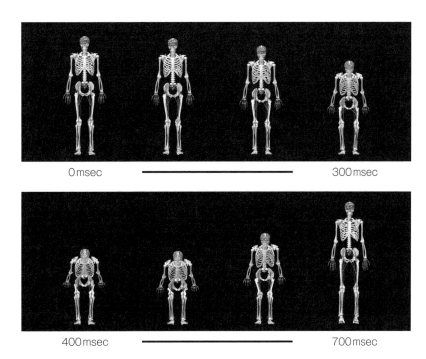

0 msec　━━━━━━━━━━　300 msec

400 msec　━━━━━━━━━━　700 msec

図9-3　左右不均衡モデルによる動作（離地まで）

行うための手法が多数考案されているが，これはまさに指導場面における
コーチの役割と同様である．

　シミュレーションの結果に話を進めると，先の問いの答えは「跳躍高に
差は生じない」であった．動きについても両モデルで大きな差は観察され
ず，左右不均衡のモデルで大きく左右へ傾くなどの現象も観察されなかっ
た（図9-3）．その仕組みは，反動（沈み込み）局面で体重を少しだけ強
い脚側に移動し，強い脚が弱い脚の負担の一部を担うことで，結果として
同様な跳躍高を達成しているというものであった．著者個人としては予想
と反するものであったが，その仕組みを理解すると当然にも思える結果で
ある．仮想空間とはいえ，自身の考えを実際に試しながら思索できること
はシミュレーションの強みである．なお，Nagano と Gerritsen による先
行研究[3] も参考にすると，垂直跳の跳躍高に関しては両脚合計の筋力に跳
躍高は依存し，筋力の左右差の影響はほとんどないようである．当然であ
るが，片脚を主とした動作などで左右差がパフォーマンスに影響する状況
は多数あり，両脚による垂直跳においても素早い動作が要求される状況な
どではこの限りではなく，上記の結果がすべてに適用できるものではない．

　余談となるが，コンピュータに対して反動動作が跳躍高を高めるうえで
有効であるといった情報を与えていないにもかかわらず，モデルは反動を
使って跳躍高を高めるようになる．反動動作（下方への沈み込み）は跳ぶ
ことを考えると一見不利な動作であるにもかかわらず，膨大な試行錯誤の

中で反動を獲得（学習）したことは驚きである.

　当シミュレーションでは左右差は10％（健常成人で生じ得る上限水準）としたが，20％（ギブス固定などで生じ得る水準）であっても結果の傾向に変わりはなかった. また，反動を付けない垂直跳（スクワットジャンプ）の場合も跳躍高が変わることはなかった[4]. ロボット関連の書籍において，多様な状況に柔軟に対応できる点でヒトは優れているといった趣旨の記述がみられることがあるが，本シミュレーションの結果もヒトの身体機構および動作機構の柔軟性を示す例であり興味深い.

2. 慣性センサを用いた動作計測

　慣性センサ（inertial measurement unit：IMU）は船舶や航空機で用いられる慣性航法のためのセンサユニット（複数のセンサをまとめたもの）である（図9-4）. 慣性センサ自体の歴史は古いが，ヒトの動作計測を目的として普及し始めたのはここ10年程度と新しい技術の部類に入る. MEMS（micro electro mechanical systems）技術によるセンサの小型化や低コスト化によるところが大きい. センサを身体に貼付することによって動作を計測するため（計測器を背負って動くようなものであるため），計測範囲の制限を受け難いことが特長である. 現在主流のカメラを用いる方法に比較して広範囲において計測が可能である. 自然環境下で行われるスポーツの計測などにおいて，適した手法といえる.

　慣性センサは加速度センサとジャイロセンサ（角速度センサ）の組み合わせを基本構成とすることが一般的である. 計測対象に応じて，地磁気センサ（デジタルコンパス）やGNSS（global navigation satellite system）受信機，気圧センサなどが追加されることもある. 計測原理の基本は，センサから得られた加速度や角速度データを積分（時々刻々と加算）することで位置や姿勢（向き）を求めるものである. ただし，積分時に真の信号だけではなく，ノイズも足し合わされることとなり誤差が蓄積する（積分誤差）. その結果，位置や姿勢に誤差が生じる. 塵も積もれば山となるように，ノイズの少ないセンサであってもノイズが積もるため，大なり小なり計測の後半では無視できない誤差が顕在化する.

　積分誤差への対処が高精度計測の鍵であり，ヒト動作の計測ではカルマンフィルタを用いる方法が一般的である[5]. その特徴は，フィルタ内部に計測対象のモデルとセンサノイズの情報を保持することであり，計測データに加えてモデルやノイズの情報が加わるため誤差を低減させることが可能となる. 当然ながら計測対象に適合したモデルが設定できない場合は逆効果となる（メーカーが想定しないような計測を行う際には注意を要する）. ここで紹介するスキー計測においては，滑走中の遠心力に起因する

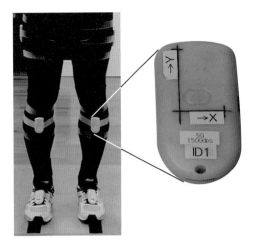

図9-4　慣性センサおよびセンサを身体に貼付した様子

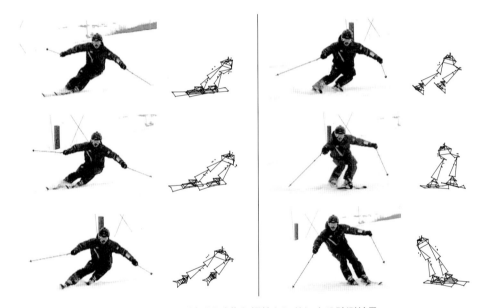

図9-5　ビデオ映像と慣性センサによる計測結果

問題があり，カルマンフィルタを用いていない．使用したジャイロセンサにおける積分誤差の主因がDCオフセット（真値からの一定の偏差）であったことや，アルペンスキーの場合は計測時間が3分程度と短いことから，DCオフセット値を推定するための試行を計測時に組み入れることで積分誤差に対処した[6]．

　図9-5はアルペンスキーにおける滑走中の姿勢を慣性センサにより計測し，通常のビデオ動画と視点を揃えたものである．姿勢の特徴を捉えられていることが見てとれる．慣性センサを用いた場合，広範囲にわたって計測できることから，一連の動作を途切らずまとめて計測できる強みがある．図9-6は1回のスキー滑走中の複数のターン動作について，ターン

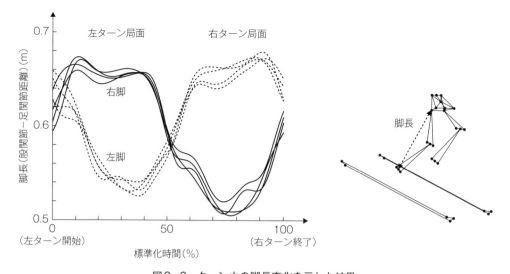

図9-6　ターン中の脚長変化を示した結果
横軸の0%は左ターンの開始時刻であり，50%付近が左右ターンの切り替え時刻，
100%が右ターン終了（次の左ターン開始）時刻である．

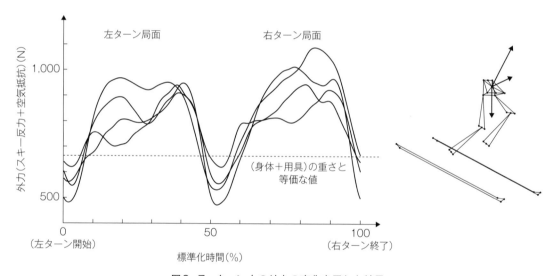

図9-7　ターン中の外力の変化を示した結果
外力は慣性センサに含まれる加速度センサと身体および用具の質量から計算された値である．

中の脚長（股関節と足関節間の長さ）の変化を重ねて示した結果である．
整地斜面の結果であるが，それにもかかわらず，ターン毎の差異は大きく，
自然環境下で行われるスポーツにおける環境変化への対応力の重要性が垣
間みえる．環境変化への柔軟な対応は，自然系スポーツにおけるパフォー
マンスの鍵であり，また，個々のプレーの魅力を増すものであるが計測面
では厄介な特徴といえる．

　なお，加速度と力の結果ではさらに大きな差異となる．図9-7は加速
度センサのデータから計算された外力であるが，ターン毎の差異が姿勢情
報のそれよりも大きいことがわかる．すなわち，見た目（脚長などの姿勢

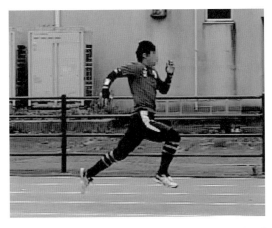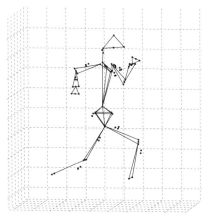

図9-8　100m走のビデオ映像と慣性センサによる計測結果

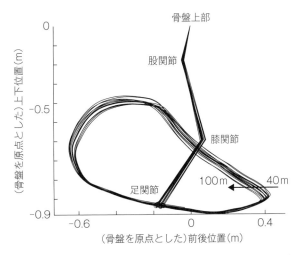

図9-9　腰を基準とした時の足関節軌跡（40〜100m区間）

情報）以上に激しく変動する外力の中に選手は置かれており，それらに対応しながら滑走していることを示す結果である．

　自然系スポーツ以外を対象とすることも当然可能である．図9-8は100m走の計測結果の1コマである．図9-9は100m走中の足関節の軌跡を腰の位置を基準として表示したものである．後半にかけて，足関節位置の軌道が徐々に後方に移動することが観察される．詳細は現時点では不明であるが，疲労に関連する何らかの理由で脚を前に戻せなくなることが後半の走速度低下と関連していた可能性もあり，今後の研究対象として興味深い．スポーツ種目数の観点から考えると，自然系スポーツ以外の方が応用範囲は広いかも知れない．

▌3．マーカーレスモーションキャプチャ

　応用科学であるスポーツバイオメカニクスにおいて，実践に寄り添う（実践の中で実施する）研究は重要である．しかし，選手への負担，計測や解析の労力，また，結果を出力するまでに要する時間といった面から困難が多く，研究の数は少ない．本節では，この状況に一石を投じる可能性のあるディープニューラルネットワークを用いたマーカーレスモーションキャプチャについて紹介する．

　現在主流の赤外線カメラによるモーションキャプチャ（図8-9，p114参照）では，計測箇所にマーカーと呼ばれる直径10〜20 mm程度の球体を貼付することが必要となる．マーカーレスモーションキャプチャではこのマーカーが不要となることから，「マーカーレス」と呼ばれる．マーカーを貼付しないことから，実験試技だけではなく，試合中の動作も計測可能である．また，計測時に動きが阻害されることがなく，計測対象者の準備が簡素化される（もしくは必要ない）ため，計測対象者の負担が小さい特長もある．カメラは一般的なビデオカメラが用いられるが，ビデオカメラを用いた動作計測自体は新しいものではない．各カメラの映像上で身体や用具の特徴点の位置を特定する作業（いわゆるデジタイズ作業）が手動から自動化された点で新しく，自動化されたものが特にマーカーレスモーションキャプチャと呼ばれる．なお，自動化のコア技術が現在の人工知能や機械学習ブームの立役者であるディープニューラルネットワークである．

　手動デジタイズはときに数カ月に及ぶ負担の大きい作業であることから，自動化が研究に与える影響は大きく，実践の中で実施される研究が増加することが予想される．たとえば，トレーニング日誌を付けるような感覚で動作を数値として記録していくことも可能となることから，技術トレーニングの効果に関する研究が容易となる．また，試合中の動きについても数値として記録していくことが可能となることから，シーズン中のパフォーマンスの変動に関する研究も可能となる．いずれも実践の場で有用な情報となると期待される．

　ここではマーカーレスモーションキャプチャの例を2つのソフトウェアを用いて紹介する．1つ目がヒトの動作計測に使用可能なOpenPose[7]であり，2つ目が道具などの計測に使用可能なDeepLabCut[8]である．なお，類似のソフトウェアやアルゴリズムが各種提案されており，上記ソフトウェアを特に推奨するものではない．理解促進のための例として捉えていただきたい．

　図9-10は実験室内でバスケットボールを用いたパス動作をカメラ複数台で撮影した際の1コマである．身体特徴点の映像上での位置につい

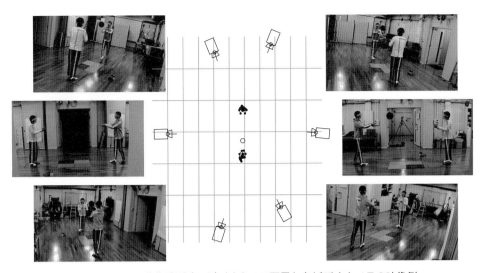

図9-10　パス動作計測時のビデオカメラ配置と各ビデオカメラの映像例

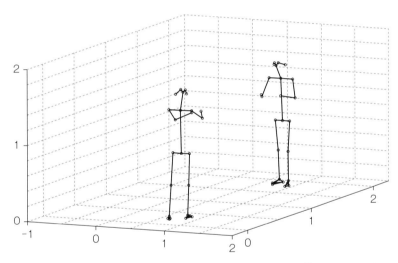

図9-11　6台のビデオカメラから求められた結果

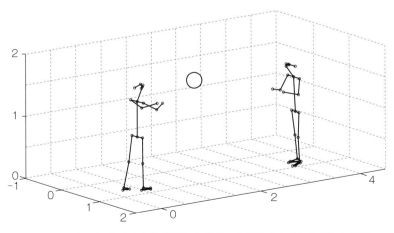

図9-12　個別に求められた動作およびボール位置を1つに合成した結果

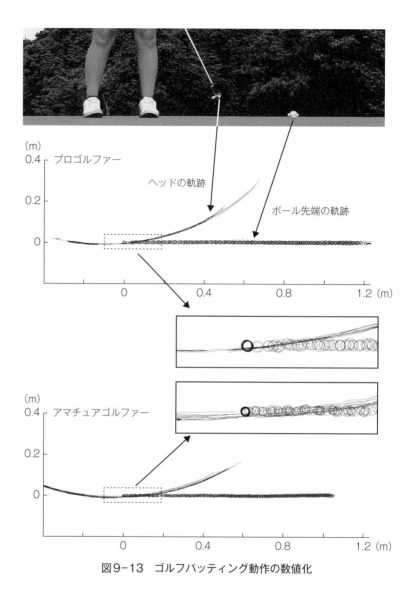

図9-13 ゴルフパッティング動作の数値化

て OpenPose を用いて特定し，その後，3次元 DLT 法[9] を用いて3次元化したものが図9-11 である．OpenPose ではボールは認識されないため，DeepLabCut を用いてボール位置を求め，結果を合わせたものが図9-12 である．OpenPose の特長は手軽さである．反面，ユーザーが計測毎に特徴点を変更・追加するといった個別調整が難しく，柔軟性に乏しい．一方，DeepLabCut は特徴点を自由に設定できる柔軟性がある．しかし，ネットワークの学習用にデータを用意したうえで，ネットワークの学習が必要となるため，利便性に劣る．利便性と柔軟性の点で一長一短である．ただし，後者の場合であっても，学習用データ量の削減において工夫がなされており，作業時間短縮の観点では手作業よりも利便性は高い．

　平面的な動きに対して1台のカメラで計測した場合は，カメラの台数が

減ることに加えて3次元化の作業もなくなるため，応用面では特に有望である．図9-13はゴルフのパッティング動作をゴルファーの正面から撮影した映像に対して，クラブ（パター）のヘッド位置を自動認識させ，軌道について重ねたものである．同様のパッティングを繰り返し行った場合，アマチュアゴルファーの軌道が上下にばらつく一方，プロゴルファーの軌道は一定し，再現性が高いことがわかる．このデータでは，ボールから実長換算することで校正作業についても省略しており，選手だけではなく解析者の負担も少ない．実践的な活動の中で使い得るものである．図9-13で示した例のほか，定期的に動作を撮影することで，調子の良し悪しとデータの関連性を確認するといったことなども可能である．

　なお，マーカーレスモーションキャプチャでは，特徴点の認識の可否や精度がネットワークの学習データに依存することから，学習データに含まれない新規の動作や特徴に対して弱いという短所がある．スポーツでは種目特有の動作も多いことから，この点への対処は重要な課題である．学習データを増やすことは1つの対策となり得るが，スポーツ動作の多様性を念頭におくと膨大なデータが必要となることから，関連分野全体で協力して取り組むことが必要であろう．加えて，開発間もない技術であることから，実践という面で考えると使い勝手においても改善すべき点が多いことを認識しておく必要がある．しかし，スポーツバイオメカニクスの領域に新しい研究を導く技術であることは間違いなく，今後の発展・展開が楽しみな技術である．

4．まとめ

　技術発展・革新は研究内容に大きな影響を与えることを最初に述べた．これは言い換えると，新しい技術には新しい発見を伴う可能性が高いことである．研究者が新しい技術に常にアンテナを張っていることはそのあらわれである．本章では3つの技術について紹介したが，他にも多くの関連技術が開発・改良されている．新しい技術の使用にあたっては，使用環境の整備や妥当性の検証など実際の研究実施までに乗り越えるべき課題も多いが，試行錯誤の中で計測が成功し，初めての結果を分析する際の興奮は研究者冥利に尽きるものである．本章の紹介例が読者の発想のきっかけになり，新しい発見・応用につながれば幸いである．

📖 文　　献

1）van Soest AJ, Schwab AL, Bobbert MF, et al. The influence of the biarticularity of the gastrocnemius muscle on vertical-jumping achievement. J Biomech, 26: 1-8, 1993.

2）Yoshioka S, Nagano A, Hay DC, et al. The effect of bilateral asymmetry of muscle strength on jumping height of the countermovement jump: a computer simulation study. J Sports Sci, 28: 209-218, 2010.

3）Nagano A, Gerritsen GM. Effects of neuromuscular strength training on vertical jumping performance: a computer simulation study. J Appl Biomech, 17: 113-128, 2001.

4）Yoshioka S, Nagano A, Hay DC, et al. The effect of bilateral asymmetry of muscle strength on the height of a squat jump: a computer simulation study. J Sports Sci, 29: 867-877, 2011.

5）Roetenberg D, Luinge H, Baten C, et al. Compensation of magnetic disturbances improves inertial and magnetic sensing of human body segment orientation. IEEE Trans Neural Syst Rehabil Eng, 13: 395-405, 2005.

6）Yoshioka S, Fujita Z, Hay DC, et al. Pose tracking with rate gyroscopes in alpine skiing. Sports Engineering, 21: 177-188, 2018.

7）Cao Z, Simon T, Wei S, et al. Realtime multi-person 2d pose estimation using part affinity fields. Proceedings of the IEEE Conference on Computer Vision and Pattern Recognition, 7291-7299, 2017.

8）Mathis A, Mamidanna P, Cury KM, et al. DeepLabCut: markerless pose estimation of user-defined body parts with deep learning. Nat Neurosci, 21: 1281-1289, 2018.

9）池上康男．写真撮影による運動の3次元解析法．Japanese Journal of Sports Sciences，2：163-170，1983.

10章 力学からみた体のバネの活かし方と機械学習を用いたアプローチ

　本章では2つの話題をとりあげる．最初の話題は，理論的な考察から最適な動作を提示する試みの例として，「体のバネ」とは何か，そして「体のバネを活かす」とはどういう意味なのかについて力学の観点から考察する．重りのついたバネに外力を与える強制振動の理論から，運動中の筋線維と腱組織の挙動をモデル化することで，最適な動作とは何かを提示する．

　次の話題として，スポーツバイオメカニクスにおける機械学習の応用例について取りあげる．近年の機械学習の手法の目覚ましい発展に伴い，さまざまな分野でそれらの手法が取り入れられている．スポーツバイオメカニクスも例外ではなく，新たな手法が取り入れられ，従来は困難であった研究が行われるようになってきている．ここでは，そのような研究の一部を紹介する．

1．体のバネを活かすとは
－強制振動の理論に基づいた最適な動作の予測－

　「体のバネ」というキーワードをインターネットで検索すると，腱が長いこと，腱の反動力を利用すること，伸張反射を使うことなど，さまざまな解説が現れる．ここでは，足関節のみを使って，ある高さの場所から跳び降りて跳躍するという反動動作を力学に基づいてモデル化することで，「体のバネを活かす」とはどう解釈されるべきかについて考察する．まず，重りがついたバネが地面に落下して跳ね返るときの挙動を調べる．次に，筋線維に相当する収縮要素を加え，接地時間を変えたときの収縮要素の挙動に着目することで最適な動作とは何かを論じる[1]．

1）この節の要点

　次項，次々項と数式が出てきてやや複雑になるため，以下の議論から導かれる結論を前もって要約すると以下のようになる．

1)「体のバネを活かす」とは反動動作中に筋線維の長さ変化が非常に小さくなり，腱組織が主に伸び縮みしている状態と考えられる．

2) このとき，筋線維の力‐速度関係により筋線維が力発揮をしやすい

状況にある.

3）反動動作中に筋線維の長さ変化が小さくなるという意味で，最適な接地時間が存在する.

4）最適な接地時間は対象としている動作の有効質量，腱組織のスティフネス（バネ定数），接地する際の身体重心の速度によって決まる.

5）有効質量は被験者の質量，アキレス腱のモーメントアーム，地面反力の圧力中心（地面から足部に加わる力の合力の作用点）の位置によって決まる.

6）最適な接地時間を決める変数のうち，比較的簡単に変えることができるものは地面反力の圧力中心であり，接地時の圧力中心を変えることにより最適な接地時間を変えることができる.

7）最適な接地時間と実際の接地時間を合わせることで，筋線維長変化が小さい状態で運動を維持できると考えられる.

2）バネと重りの系

図 10-1A のように重りのついたバネが初速度 v_0 で床に衝突し跳ね返る状況を考える．ここでは，衝突時に力学的エネルギーが保存される（完全弾性衝突）ものとする．バネが接地しているときの重りの運動方程式は

$$m\ddot{x} = -mg - kx$$

となる．ここで，x は重りの変位，$\ddot{x}$ は x の加速度（時間に関する 2 階微分），m は重りの質量，k はバネ定数，g は重力加速度とする．この運動方程式の解は，

$$x = A\sin\omega_n t + B\cos\omega_n t + C \tag{1}$$

と表せる．ここで，$\omega_n = \sqrt{k/m}$ は固有振動数と呼ばれるものであり，重りが単振動した場合の周期は $2\pi/\omega_n$ である．また，A，B，C は初期条件によって決まる定数である．時刻 $t=0$ にバネが接地した瞬間の重りの位置を 0，初速度を v_0 とする．また，衝突した瞬間に重りに加わるバネからの力は 0 で，重力のみが重りに加わる力であることを考慮すると，初期条件は $x(0)=0$，$v(0)=v_0$，$F(0)=-mg$ で表される．ただし，$v(t)$ と $F(t)$ はそれぞれ時刻 t における重りの速度と重りに加わる力である．$F(t)=m\ddot{x}(t)$ であることに注意して，式（1）と初期条件から

$$x = \frac{v_0}{\omega_n}\sin\omega_n t + \frac{g}{\omega_n^2}\cos\omega_n t - \frac{g}{\omega_n^2}$$

となる．初速度が異なるときの重りの挙動を図 10-1B に示した．初速度が小さく 0 に近い場合，バネの接地中に重りは単振動の 1 周期に相当する運動を行い地面から離れるが，初速度が大きいとバネの接地時間はそれ

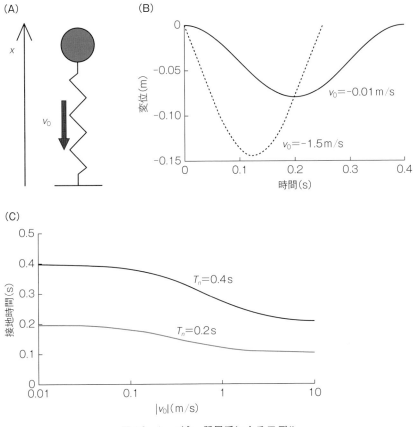

図10-1　バネ-質量系によるモデル

(A) バネ-質量系の模式図. 下向きに落下し, 初速度 v_0 で地面に衝突し, 弾性衝突すると仮定する. (B) 接地時の重りの変位の例. 実線：初速度が-0.01m/sの場合. 点線：初速度が-1.5m/sの場合. どちらの条件も T_n=0.4sである. ただし, T_n は重りが単振動した場合の周期であり, $T_n=2\pi\sqrt{m/k}$ である.
(C) バネの接地時間と初速度の関係. 黒線と灰色の線はそれぞれ T_n=0.4sと0.2sの結果を表す.

よりも短くなることがわかる. バネの接地時間を初速度の関数としてプロットすると図10-1Cのようになる. 初速度が0に近いときは, 接地時間は単振動の固有周期である T_n（$=2\pi/\omega_n$）に近づく. 初速度が大きくなるにつれ接地時間は短くなり, 固有周期の半分に近付いて行くことがわかる[2].

3）バネと重りに収縮要素を加えた系

　次に, 下腿三頭筋のモデルとして, バネに収縮要素が直列についたモデルを考える（図10-2A）. 現象論的なモデルであるが, ここではバネ（直列弾性要素）はアキレス腱, 収縮要素は腓腹筋またはヒラメ筋の筋線維に対応すると考えてよい. なお, 筋線維と腱組織を合わせて筋腱複合体と呼ぶことにする. バネが空中から地面に落下して元の高さまで戻るように, 被験者が空中から初速度 v_0 で地面に着地し, 再び元の高さまで跳び上が

る運動（ホッピングやドロップジャンプ等）を考える．接地後に足首が屈曲（背屈）することで下腿の筋腱複合体全体は伸ばされ，重心が下降する．重心最下点から足首が伸展（底屈）し，下腿の筋腱複合体全体が縮むことで重心は上昇する．バネと重りの場合は重りが降下するときにバネが縮み，重りが上昇するときにバネが伸びるが，ここでは，足関節がテコとなることで重心の動きと筋腱の挙動が反対になっている．また，筋腱複合体の伸び縮みは収縮要素の伸び縮みと直列弾性要素の伸び縮みの和になることに注意したい．

　収縮要素と直列弾性要素のうち，能動的に力を発揮するのは収縮要素である．したがって，「よい動作」を考えるときには，能動的な要素である収縮要素の振る舞いに着目するのが良いのではないかと考えられる．さて，地面に着地して再び跳び上がるという動作中に，収縮要素がどのように振る舞うのが望ましいのだろうか．筋線維には力‐速度関係というものがあり，筋線維が発揮する最大筋力は短縮速度とともに減少することが知られている．したがって，運動中に筋線維が一切長さ変化せず，腱組織のみが伸び縮みするという状況になれば，筋線維の力‐速度関係の点から非常に有利であり，「バネを活かした」状態といえると考えられる．

　では，どのような状況において，筋線維の伸び縮みが少なく運動が遂行できるのだろうか．仮に，**図 10-2A** のモデルにおいて収縮要素が長さ変化をまったくせずに力を発揮する能力があるとすると，収縮要素はバネと重りの運動に影響を与えず，モデルはバネ‐質量系のように振る舞うことが予想される．逆に考えると，**図 10-2A** のモデルがバネ‐質量系から予測される接地時間で振る舞うときに，収縮要素の長さ変化が小さくなるという仮説が立てられる．この仮説を検証するために，**図 10-2A** のモデルに対し運動方程式を立て，筋腱複合体の接地時間に相当するパラメータを変え，そのときの収縮要素の長さ変化を求めるという逆問題を解いた．

　以下で用いる筋腱複合体の運動方程式は，**図 10-2B** のような被験者の重心と下腿三頭筋の幾何学的な関係を仮定することで，近似的に導出したものである．式の導出は付節1にまとめたので，そちらを参照されたい．時刻 t における筋腱複合体の長さ，もしくは重りの変位を $X(t)$ とすると，その運動方程式は

$$M\ddot{X}(t) = \frac{a}{b}mg - K\{X(t) - (X_{SEC,0} + X_{CC}(t))\}$$

となる．ここで，M は重りの有効質量，a と b は図 10-2B における足部のパラメータ，m は被験者の質量とする．また，K は直列弾性要素のバネ定数，$X_{SEC,0}$ は直列弾性要素の自然長，$X_{CC}(t)$ は時刻 t における収縮要素の長さであり，上式の第2項は直列弾性要素が重りに発揮する張力を表す．ここでは，運動方程式の解である $X(t)$ を最初に与えてしまい，運動方程

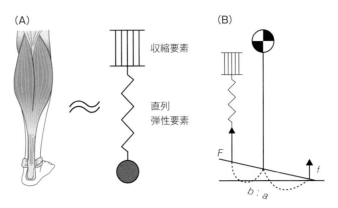

図10-2　筋腱複合体のモデル
（A）下腿三頭筋とそのモデル
（B）モデルの有効質量を決定するために仮定した被験者の重心と筋腱複合体の幾何学的関係

式と矛盾がないように $X_{CC}(t)$ を求めるという逆問題を解いた．具体的には，以下のように $X(t)$ を周期 $2\pi/\omega$ の正弦波と余弦波の和で表せると仮定した．

$$X(t)=A\sin\omega t+B\cos\omega t+C$$

　初期条件として，$X(0)=X_{MTC,0}$，$\dot{X}(0)=V_0$，$M\ddot{X}(0)=\dfrac{a}{b}mg$ とすると（詳しくは付節2参照）

$$X(t)=\frac{V_0}{\omega}\sin\omega t-\left(\frac{b}{a}\right)\frac{g}{\omega^2}\cos\omega t+\left(\frac{b}{a}\right)\frac{g}{\omega^2}+X_{MTC,0}$$

と表せる．$X(t)$ の2階微分から重りにかかる力を求め，重りにかかる力から直列弾性要素の長さを決定した．そして，筋腱複合体全長と直列弾性要素の長さの差として，収縮要素の長さ変化を求めた．さらに，ω を変化させることで接地時間を変化させたときに，収縮要素の長さ変化がどのように変化するかを検討した．

　図10-3に結果の例を示す．筋腱複合体の長さ変化の時間スケールが，バネと重りだけの系の固有振動数に相当する周期に近い場合（$\omega\approx\omega_n$），収縮要素の長さ変化は筋腱複合体の長さ変化に比べて非常に小さくなる（図10-3B）．これは，収縮要素が長さ変化しない場合には，筋腱複合体の振る舞いはバネと重りだけの系に等価であるという直感的な予想と一致しており，後述する共振に似た現象だと考えられる．$\omega<\omega_n$ の場合は筋腱複合体と収縮要素の長さ変化が同程度であり，両者が同位相で変化する（図10-3A）．$\omega>\omega_n$ の場合は収縮要素の長さ変化に対し筋腱複合体の長さ変化が小さくなるという状況になり，筋線維の力-速度関係から非常に不利となることがわかる（図10-3C）．さらに，両者は逆位相で変化することがわかる．

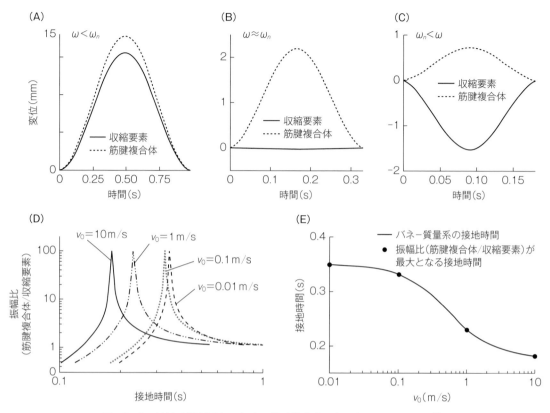

図10-3　接地時間が異なる場合の筋腱複合体の振る舞い（Takeshita[1]）

（A）-（C）接地中の収縮要素（実線）と筋腱複合体（破線）の長さ変化．接地時の重心速度（v_0）が0.1 m/sの条件で接地時間を変えた結果を示している．（A）：接地時間がバネ-質量系の固有周期よりも長い場合．収縮要素と筋腱複合体の長さ変化がほぼ等しくなる．（B）：接地時間がバネ-質量系の固有周期に近い場合．収縮要素の長さ変化が筋腱複合体の長さ変化に比べて非常に小さくなる．（C）：接地時間がバネ-質量系の固有周期よりも短い場合．収縮要素の長さ変化が筋腱複合体の長さ変化よりも大きくなり，両者が逆位相で変化している．（D）：筋腱複合体と収縮要素の振幅比（筋腱複合体/収縮要素）と接地時間の関係．接地時の重心速度が異なる場合の結果を示してある．重心速度が大きくなるにつれて，ピークが現れる接地時間が短くなる．（E）：（D）の振幅比が最大となる接地時間とバネ-質量系の接地時間（図10-1C）を接地時の重心速度の関数としてプロットしたもの．両者は一致し，接地時間をバネ-質量系から予想される接地時間に一致させることで，収縮要素の長さ変化が非常に小さくなることがわかる．

　　収縮要素の長さ変化が接地時間や接地時の速度にどのように依存するかを調べるために，収縮要素の振幅に対する筋腱複合体全長の振幅の比と接地時間の関係を，いくつかの接地速度においてプロットした（**図10-3D**）．どの接地速度に対しても，ある接地時間に対して振幅比が非常に大きくなることがわかる．また，接地速度が大きい程，振幅比のピークが現れる接地時間が短くなる．それぞれの初速度において振幅比が最大となる接地時間と初速度の関係を**図10-3E**にプロットした．振幅比が最大となる接地時間はバネ-質量系の接地時間と一致することがわかる．

　　以上の結果から，実際の運動における接地時間を，バネ-質量系の接地時間に一致させることで，収縮要素の長さや速度変化が非常に小さくなり，生理学的に有利な状況になると推察される．

4）運動のパフォーマンス向上につなげるには

　これまでの議論をまとめると以下のようになる．「体のバネを活かした状態」とは反動動作中に筋線維の長さ変化が非常に小さくなり，主に腱組織が伸び縮みしている状態と考えられる．このとき筋線維の収縮速度も小さくなるため，筋線維の力−速度関係から力発揮において有利な条件となる．また，筋線維の長さ変化が小さくなるという意味で，最適な接地時間というものが存在する．実際の接地時間が，最適なものより短すぎても長すぎても，筋線維の長さ変化は最適なものに比べ大きくなる．したがって，運動時の接地時間を最適な接地時間に合わせることが「体のバネを活かす」ことだと推察される．

　最適な接地時間を決めるのは，接地する際の初速度，腱組織のスティフネス（バネ定数），対象としている動作の有効質量によって決まる．たとえば，被験者の体重を 66 kg，アキレス腱のスティフネスを 1.7 kN／m[3]，アキレス腱のモーメントアームを 4.5 cm，足関節の回転中心から地面反力の圧力中心までの位置を 12.6 cm（母趾球付近での接地を想定している），接地時の重心初速度を 0.2 m／s と仮定すると，付節 3 の式（14）から最適な接地時間は約 0.3 秒となる．

　運動によっては接地時間がもっと短い方がよいという状況も存在する．たとえば，100 m 走などでは接地時間が長くなるとタイムロスにつながりやすいと予想され，接地時間を短くする必要があると考えられる．実際，100 m 走を 10 秒台で走る選手の接地時間は約 0.1 秒と報告されている[4]．では，どうすれば最適な接地時間を変えることができるのだろうか．まず，接地時の重心速度を大きくすれば最適な接地時間を短くすることは可能である（図 10−3E）．身体が空中にあるときには，（空気抵抗を無視すれば）その重心は放物運動をする．したがって，接地時の重心速度を大きくするためには，その前の離地時の重心速度を大きくする必要がある．しかし，重心速度自体が運動のパフォーマンスと密接に関係しているため，最大努力時に重心速度をさらに大きくすることは容易ではないと考えられる．

　また，腱組織のスティフネス（バネ定数）を高めることによって，最適な接地時間を短くすることも可能である．たとえば，スティフネスを 2 倍にすることで系の固有振動数は $\sqrt{2}$ 倍になる．その場合，付節 3 の式（14）から見積もると，接地時間は 0.6〜7 倍（おおよそ $1/\sqrt{2}$ 倍に相当）になる．腱組織のスティフネスが，6〜12 週間にわたる等尺性筋力発揮のトレーニングによって 50〜60 ％増加することが最近の研究で報告されている[5,6]．その場合，固有振動数は 30 ％程度増加し，最適な接地時間は 0.8 倍程度になる．したがって，数カ月のトレーニングにより最適な接地時間を短くできる可能性はある．

　一方で，筋力トレーニングなどを伴わずに変えることが可能なのは，系

の有効質量である．本節で着目している運動の有効質量 M は，被験者の質量を m，被験者の足関節の回転中心から床反力の圧力中心までの距離を a，腱張力の作用線までの距離を b（アキレス腱のモーメントアームに相当する）とすると，$m\left(\dfrac{a}{b}\right)^2$ で表される（付節1を参照）．a を小さくすることで有効質量を小さくし，固有振動数を高め，最適な接地時間を短くすることが可能と考えられる．有効質量が a の2乗に比例するため，$\sqrt{K/M}$ である固有振動数は a に反比例することになる．たとえば，a を1/2倍にすれば，有効質量は1/4倍，固有振動数は2倍になり，最適な接地時間は0.4〜0.5倍になる．

　以上の議論により，最適な接地時間を変えるためには，接地時の圧力中心を変えることが比較的容易であると推測される．接地時の圧力中心の位置を変え，最適な接地時間と実際の接地時間とを一致させる．それにより，筋線維長変化が小さい状態で運動を維持でき，力発揮やエネルギー消費の観点から有利な条件で運動を遂行できる可能性がある．

5）先行研究との比較

　これまでに論じたモデルの実験的な検証はまだ行われていないため，ここでは反動動作中の筋線維長変化を実測した先行研究と比較する．Kawakami らは仰臥位での反動を伴った足底屈運動において，腓腹筋内側頭の筋束長変化が等尺性に近くなると報告している[7]．また，Fukunaga らは時速3kmでの歩行中の腓腹筋内側頭の筋束長変化を計測した．その結果，支持期において，筋束長変化が筋腱複合体全長の変化に対して非常に小さく，ほぼ等尺性の筋活動がみられた[8]．これらの結果は，$\omega \approx \omega_n$ のときに収縮要素の長さ変化が筋腱複合体全長の変化に対して小さくなるという結果に類似している（図10-3B）．

　Farris と Sawicki は時速2.7〜7.2kmの範囲の歩行速度における腓腹筋内側頭の筋束長変化を計測した[9]．どの速度条件においても，筋束長変化は筋腱複合体全長の変化に対して小さかった．しかしながら，歩行速度が大きくなるにつれ，最大筋力発揮時における筋束の短縮速度が大きくなった．これは接地時間と固有振動数が近い条件では筋束長変化が小さくなり，両者が離れている場合には筋束長変化が大きくなるため，短縮速度が大きくなったと解釈できるのかもしれない．

6）周期的な運動中にみられる共振

　本節で論じた動作とはやや異なるが，跳躍を伴わない連続的な動作に関しては，筋腱複合体の振る舞いが強制振動によって説明できることが明らかにされている[3, 10]．著者らは，立位において周期的に足底屈–背屈を繰り返す運動中の筋束長変化を，Bモード超音波装置を用いて実測した．運

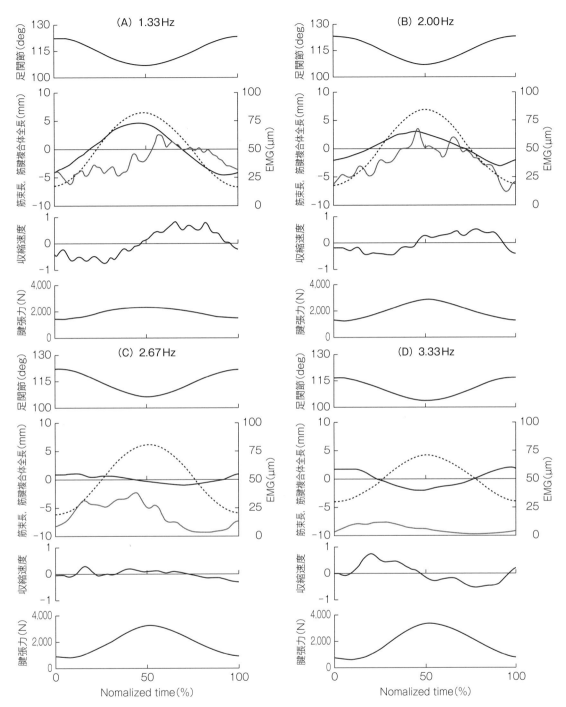

図10-4　周期的な足底屈－背屈運動における筋腱複合体の挙動 (Takeshitaら，2006[3] より改変)

それぞれのパネルは異なる運動周波数（1.33，2.00，2.67，3.33Hz）の結果を示す．それぞれのパネルにおいて，1段目：足関節変化，2段目：筋束長（太線），筋腱複合体全長（点線），全波整流後ローパスフィルタで処理した腓腹筋内側頭の筋電図（実線），3段目：筋腱複合体全長の速度に対して規格化した筋束の収縮速度（短縮を正としてある），4段目：逆ダイナミクスから推定したアキレス腱の腱張力，を表す．

動の振動数が低い場合（1.33 Hz）には，筋束長と筋腱複合体長がほぼ同位相であるが，振動数が高い場合（3.33 Hz）には両者はほぼ逆位相で変化した．中間の振動数（2.67 Hz）において筋束長の振幅が筋腱複合体のそれに比べて非常に小さくなり，共振[注1]が起きていた（図 10-4）．これらの結果は，重りがついたバネを周期的に揺さぶるような強制振動のモデルにより説明できた．また，図 10-3 の結果とも定性的に一致している．

7）本節で用いたモデルについて

本節では，強制振動の観点から足関節を用いた反動動作について考察した．体のバネを活かすとは反動動作の接地時間を最適な接地時間に近づけることであり，接地時の足圧中心の場所を変えることで，最適な接地時間を変えられることを提示した．動作のモデル化にあたり，さまざまな単純化を行った．たとえば，対象とした運動を足関節のみの運動とし，膝関節，股関節などの動きを無視している．腱組織は非線形のバネであるが，直列弾性要素に線形のバネを使っている．下腿三頭筋は羽状筋であることを考慮していない．足部の圧力中心の位置が接地中一定であると仮定しているが，踵から接地してつま先から離地する歩行などにおいて，その仮定はあてはまらない等である．これらの点も含めて，本章の予測は実験やシミュレーションなどで検証されなければならない．

2．スポーツバイオメカニクスと機械学習

1）機械学習とは何か

そもそも機械学習とは何を意味しているのだろうか．神嶌によると「コンピュータの動作をすべて人手で作り上げたプログラムによって決定する代わりに，問題に合わせて選んだ手法と，データを例示として与えることにより，利用者が望む動作を引きだそうとする試み」である[11]．

近年，実験機器やコンピュータの性能の向上により取得可能なデータ量は増大しており，データ解析をすべて手作業で行うことは困難になってきている．そのような場合に機械学習は有用であるが，データ解析のためのプログラムを（明示的に）書けば機械学習を用いなくてもデータ解析は可能である．機械学習は，人間が明示的にデータ解析をするプログラムを組まなくても，コンピュータに与えたデータからその規則性を自動的に学習させることを目指しており，機械学習を用いることで，人間には認識できないデータの規則性を発見できる可能性があるという意味で，従来の手法に比べて可能性を秘めているといえる．

2）機械学習の主な分類

　機械学習の手法は教師あり学習，教師なし学習，強化学習に主に分類される．教師あり学習とは事前に与えられた入力と出力の組を元に，入出力の関係を推測するものである．例として回帰や分類などがあげられる．たとえば，1次元の回帰では（x, y）のペアを元に入出力の関係を1次関数（y＝ax＋b）で表したときの係数を推定するが，事前に「正解」である（x, y）のペアが与えられているという意味で教師あり学習と呼ばれる．

　教師なし学習とは，入力データのみを与えられた場合に，そのデータの構造に関して推論を行うものである．与えられたデータのうち性質の似たものを複数のグループに分類するクラスター分析は，事前にどのクラスターに属するかという情報が与えられないため，教師なし学習の一例である．

　強化学習とは，エージェントと環境が与えられたときにエージェントに試行錯誤させることで，現在置かれている状態において報酬を最大にするような行動をとるように学習を行っていく方法である．強化学習は1990年代に提唱されて，脳における学習にも似ているとして非常にさかんになったが，2000年前後に下火になった．その後，多層のニュラールネットワークを用いて学習を行う深層学習と組み合わされ，再び注目を浴びている．深層強化学習の例としてDeepmind社がブロック崩しを学習させたものがある[12]．

3）教師あり学習の例–サポートベクトルマシンを用いた歩行データの分類–

　教師あり学習がバイオメカニクスに応用された例として，床反力データにサポートベクトルマシンを適用して歩行パターンの分類を行った研究を紹介する[13]．

　サポートベクトルマシンとはデータを2つのクラスに分類する方法で，教師あり学習の1種である．例として図10-5Aのような2次元のデータを考える．白丸で表したデータと黒丸で表したデータを直線で分類する場合に，どのような直線を選ぶのが適切だろうか．サポートベクトルマシンでは，境界線から2つのデータ群への距離が最大となるように最適化することで境界線を定める．これをマージン最大化と呼ぶ．この場合は，すべてのデータを直線で正しく分離することが可能であるという仮定の元で分類を行うため，ハードマージンと呼ばれる．

　ところが，実際にはすべてのデータを直線で正しく分離することが可能とは限らない．そのような場合にハードマージンを用いると，学習に用いたデータに対しては誤分類を減らすことができるが，学習に用いられなかったデータに対して誤分類が増えることがある．これは過学習と呼ばれ

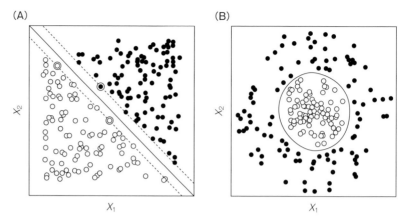

図10-5 （A）サポートベクトルマシン線形分類の例と（B）ガウスカーネルを用いたサポートベクトルマシンの例
（A）実線が分類境界．破線上を通る点は分類境界にもっとも近い点を表しており，サポートベクトルと呼ばれる．分類境界と破線との距離はマージンと呼ばれ，（ハードマージンの）サポートベクトルマシンはマージンを最大化するように分類境界を決定する．（B）カーネルを用いることで直線で分類できないデータが分類可能となる例である．

るものであり，分類器の汎化性能が低いことを意味する．過学習を避けるためには，学習データに対する誤分類を減らすことと，学習に使われなかったデータに対する汎化性能を上げることとのバランスをとることになる．具体的には，最適化する目的関数において，正しく分離ができないデータに対してペナルティ項を課す，正則化という手続きを踏む．また，直線では分類できないが，曲線を用いれば分類できる場合もある．この場合には，いわゆるカーネル法を使うことで非線形分離が可能になる（図10-5B）．正則化やカーネル法の詳細や具体的なアルゴリズムの実装は本章の範囲を逸脱するため，興味のある読者は他書を参考にされたい[14]．

　BeggとKamruzzamanは歩行中のデータにサポートベクトルマシンを適用して，自動的に若年層と高齢層の群に分類した[13]．ストライド長や歩行スピードなどの基礎的な変数，鉛直，水平方向の床反力の最大値や最小値などのキネティック変数（力に関する変数），接地や離地時の足関節や膝関節角度などのキネマティック変数（関節角度に関する変数）から合計24の変数を用いてサポートベクトルマシンで分類した結果，91.7％の精度が得られた．また，異なるカーネルを使っても大きな違いはなかった．さらに，feature selectionと呼ばれるアルゴリズムを用いて分類に重要な変数を選んだ結果，上の3種類の変数のグループからそれぞれ1つずつ選ぶことで100％の精度が得られた．以上の結果は，歩行動作の分類において，サポートベクトルマシンが有用であることを示唆するものである．

　上述の研究では時系列データから特徴量を研究者が定義したが，時系列データに主成分分析[注2]を適応し，サポートベクトルマシンを用いて分類する方法も用いられている[15]．また，多次元のデータ解析としてテン

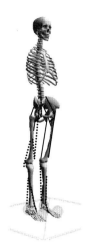

図10-6　Learning to Runで用いられた筋骨格モデル
（Kidzińskiら，2018[17]）
上体と左右の大腿，下腿，足部の7セグメントからなる．黒線
と点線は筋を表し，それぞれの脚部に9つの筋が使われている．

ソル分解などを運動中の関節角度変化などに適用する研究も出てきている[16]．

4）強化学習の例−深層強化学習を用いた走行のシミュレーション−

　深層強化学習がバイオメカニクスに応用された例としてLearning to Runを紹介する．これは，スタンフォード大学のグループが企画したパブリックコンペティションであり，図10-6のような全18筋からなる筋骨格系モデルを，深層強化学習を用いて障害物を避けながら10秒間にできるだけ遠くまで走らせるというものである[17]．Learning to Runでは筋線維や腱組織がモデルに組み込まれており，入力として神経系から筋線維への入力信号を指定する．筋骨格系のシミュレーションはOpenSimというオープンソースのソフトで行われ，関節角度や角速度，身体の位置などのモデルの状態がユーザーに返される．ユーザーは現時点での状態から次の時間ステップでの筋線維への入力を決める方策を，深層強化学習によって学習させるというのがタスクになる．

　深層強化学習を用いてヒューマノイドを走らせるようなシミュレーションが他にも存在するが，トルクを与えてヒューマノイドをコントロールすることが多い[18]．Learning to Runではトルクを直接与えるのではなく，筋線維への入力が発揮する張力に変換され，その張力が弾性をもつ腱組織を介して骨格に伝わり，その結果関節まわりのトルクが決定される．このように，より複雑で現実的な過程を経るという意味で，既存の問題よりも難易度の高いものになっている．

　ここでは，このコンテストの勝者の結果を紹介する[19]．このグループ

は強化学習のアルゴリズムとして proximal policy optimization（PPO）と呼ばれる方策勾配法の一種を用いた．方策勾配法において，方策は現在の状態が s であったときに行動 a をとる確率を確率密度関数 $\pi_\theta(a|s)$ として表される．ここで，θ は確率密度関数のパラメータであるが，深層強化学習を用いた場合はニューラルネットワークの重みなどに相当する．この方策 $\pi_\theta(a|s)$ に従ってシミュレーションを繰り返しながら，期待される報酬を大きくするようにパラメータ θ を変えて行くことで，学習をさせるというのが方策勾配法の基本的な考え方である．PPO は方策勾配法におけるいくつかの問題点を改良したものである．

　勝者のグループは学習の過程を 3 段階に分けた．第 1 段階はランダムなパラメータのセットを多数用意し，それぞれのセットにおいて PPO で学習を行い，その中から走行のような挙動を示すものを選んだ．第 2 段階では，第 1 段階で選ばれたものを PPO によってさらに学習させた．第 3 段階では，方策を 1）走行開始時用の方策，2）障害物が地面にあるときの方策，3）障害物が地面にない場合の最大スピードで走行する方策の 3 つのサブポリシーに分けて，第 2 段階で選ばれた方策に対し，それぞれのサブポリシーを学習させた．これらの 3 段階の学習に 20 日程の計算時間が費やされた．

　勝者のシミュレーションの要約を動画でみることができる[20]．このチームの 10 秒間の走行距離は 45 m 程度であった．このシミュレーションでは障害物を避けながら走る等の条件がある．したがって，50 m 走と比べるのは必ずしも適切ではないが，小学生男子の 50 m 走の平均タイムが約 9.4 秒である[21] ことを考えると，実際のスポーツに応用するには学習のアルゴリズムに改善の余地があると推察される．強化学習と一言でいっても学習のアルゴリズムが多数あり，従来のアルゴリズムを改良したものも次々と現れている[22]．そのため，アルゴリズムを改良することで，同じ筋骨格モデルでもよりよい結果を得られる可能性は十分にあり，今後の発展が期待される．

5）さらなる学習のために

　最近は機械学習のアルゴリズムが簡単に利用できるようになっており，自分で一から解析用のプログラムを書く必要がなくなってきている．たとえば，Python であれば機械学習のライブラリーとして scikit-learn などがあり，MATLAB であれば機械学習のツールボックスが利用できる．その一方で，利用できるアルゴリズムの数が膨大になっており，解析の目的に合わせたアルゴリズムの選択が必要である．そのためにもアルゴリズムがどのようなものなのか，データの統計的な性質に関してどのような仮定をしているのか等を理解することは重要であり，数学（1 変数および多変数

の解析学や線形代数）や統計学等の基礎的な知識を身につけておくことは重要である．

おわりに

　本章の前半では力学の観点から最適な動作とは何かを考察するという試みについて紹介し，後半では機械学習の手法をバイオメカニクスに応用する研究について紹介した．バイオメカニクスが生体力学と日本語で訳されることからもわかるように，生物学や生理学が対象とする系に対し，力学を使いこなして理解するということが，バイオメカニクスの研究において重要である．さらに，華々しい成果を上げている機械学習の手法がバイオメカニクスの分野にも用いられてきており，力学以外の数理科学やプログラミングの知識・手法をしっかり身につけておくことが，未来のバイオメカニクス分野の研究者を志す読者に必要なことなのではないだろうか．

付節1）筋腱複合体の運動方程式の導出

　1.3）において用いられている筋腱複合体の運動方程式の導出について解説する．まず，下腿三頭筋の筋腱複合体と被験者の重心について図10−2Bのような幾何学的な関係を仮定した．その幾何学的な関係から，被験者の重心の運動方程式と，筋腱複合体の変位や発揮する力との対応関係を近似的に求め，筋腱複合体の運動方程式を導出した．なお，似たような導出は先行研究でも行われている[3, 23]．

　被験者の重心の運動方程式は鉛直方向下向きを正とすると

$$m \frac{d^2x}{dt^2} = mg - f \tag{2}$$

で表される．ここで，xは被験者の重心の変位，mは被験者の質量，gは重力加速度，fは床反力である．図10−2Bにおいて，被験者足関節の回転中心から床反力の圧力中心までの距離をa，腱張力の作用線までの距離をb（アキレス腱のモーメントアームに相当）とし，Xは筋腱複合体の全長とする．被験者の足関節が$d\theta$回転したときに，重心の変位dxは$ad\theta$で与えられ，下腿三頭筋の筋腱複合体全長の変位dXは$bd\theta$で与えられる．それらの関係から，$dx = \left(\frac{a}{b}\right)dX$となり

$$dx/dt = \left(\frac{a}{b}\right) dX/dt \tag{3}$$

と

$$d^2x/dt^2 = \left(\frac{a}{b}\right) d^2X/dt^2 \tag{4}$$

が導かれる．また，足部が静止しているときに，足関節中心まわりの床反

力によるトルクと腱張力によるトルクはつり合うため，F を直列弾性要素
が重りに発揮する力とすると

$$af = bF \tag{5}$$

が成り立つ．運動中には足部の並進および回転運動が生じ，式（5）は厳
密には成り立たない．しかし，足部の質量や慣性モーメントが小さいため，
足部セグメントの運動方程式においてこれらの慣性項を無視できるとし，
式（5）が常に成り立つと仮定する．式（4）と式（5）を式（2）に代入する
ことで

$$m \left(\frac{a}{b}\right)^2 \frac{d^2X(t)}{dt^2} = \frac{a}{b} mg - F(t) \tag{6}$$

を得る．ここで，系の有効質量 M を $m\left(\frac{a}{b}\right)^2$ として定義すると式（6）は

$$M\frac{d^2X(t)}{dt^2} = \frac{a}{b} mg - F(t) \tag{7}$$

となる．

　ここで，直列弾性要素をバネ定数 K の線形のバネとすると，$F(t)$ は

$$K\{X(t) - (X_{SEC,0} + X_{CC}(t))\}$$

と表される．ここで，$X_{SEC,0}$ は直列弾性要素の自然長とし，$X_{CC}(t)$ は時刻
t における収縮要素の長さとする．これを式（7）に代入することで，筋腱
複合体に対する運動方程式

$$M\frac{d^2X(t)}{dt^2} = \frac{a}{b} mg - K\{X(t) - (X_{SEC,0} + X_{CC}(t))\} \tag{8}$$

が得られる．

付節2）筋腱複合体の初期条件について

　筋腱複合体の長さ変化 $X(t)$ を与えて，式（8）の運動方程式を満たす収
縮要素の長さ変化を求めるという逆問題を解くために，$X(t)$ を以下のよ
うに周期 $2\pi/\omega$ の正弦波と余弦波の和で表せると仮定した．

$$X(t) = A\sin\omega t + B\cos\omega t + C \tag{9}$$

　初期条件として接地した瞬間（$t = 0$）の筋腱複合体の長さを $X_{MTC,0}$ とす
ると，

$$X(0) = X_{MTC,0} \tag{10}$$

が成り立つ．また，接地した瞬間の重心の速度を v_0，筋腱複合体の伸
張速度を V_0 とすると式（3）から $v_0 = \left(\frac{a}{b}\right)V_0$ であり，$\frac{dX(0)}{dt} = V_0$ もし く
は

$$\frac{dX(0)}{dt} = \frac{b}{a} v_0 \tag{11}$$

が速度に関する初期条件として得られる．また，接地した瞬間に直列弾性要素が発揮する力は 0（式（6）において，$F(0)=0$）であると考えられるので，加速度に関する初期条件は

$$M\frac{d^2X(0)}{dt^2} = \frac{a}{b} mg \tag{12}$$

となる．式（9）〜（12）から

$$X = \frac{V_0}{\omega} \sin\omega t - \left(\frac{b}{a}\right)\frac{g}{\omega^2}\cos\omega t + \left(\frac{b}{a}\right)\frac{g}{\omega^2} + X_{MTC,0}$$

もしくは

$$X = \left(\frac{b}{a}\right)\frac{v_0}{\omega} \sin\omega t - \left(\frac{b}{a}\right)\frac{g}{\omega^2}\cos\omega t + \left(\frac{b}{a}\right)\frac{g}{\omega^2} + X_{MTC,0} \tag{13}$$

を得る．

付節3）接地時間の導出

式（13）を微分し，筋腱複合体の伸張速度を求めると

$$V(t) = \left(\frac{b}{a}\right)v_0\cos\omega t + \left(\frac{b}{a}\right)\frac{g}{\omega}\sin\omega t$$

を得る．接地時間を T_C とすると，$t=T_C/2$ のときに V が 0 となることから

$$0 = \left(\frac{b}{a}\right)v_0\cos\left(\frac{\omega T_C}{2}\right) + \left(\frac{b}{a}\right)\frac{g}{\omega}\sin\left(\frac{\omega T_C}{2}\right)$$

となる．上式を変形すると

$$T_C = \frac{2}{\omega}\left\{\pi + \tan^{-1}\left(\frac{-\omega v_0}{g}\right)\right\}$$

を得る．ただし，$0 < v_0 < \infty$ であり，$\tan^{-1}\left(-\frac{\omega v_0}{g}\right)$ の終域は $-\pi/2$ から 0 になるものとする．また，最適な接地時間 T_{opt} は上式の ω が $\omega_n = \sqrt{(K/M)}$ に等しいときであり，

$$T_{opt} = \frac{2}{\omega_n}\left\{\pi + \tan^{-1}\left(\frac{-\omega_n v_0}{g}\right)\right\} \tag{14}$$

となる．

注1）共振とは系の固有振動数に相当する周期で外力が系に加わったときに，系が大きく振動する現象である．たとえばバネと重りの系の固有振動数は，バネ定数を k，重りの質量を m とすると $\sqrt{k/m}$ で表され，それに相当する周期の外力が系に加わると重りは大きく振動する．

注 2 ）主成分分析（principal component analysis：PCA）は教師なし学習の一種
　　　である．多次元データにおいて分散の大きな方向をみつける手法で，デー
　　　タの次元削減などに用いられる．数学的には，共分散行列の固有値問題
　　　に対応している．

📖 文　献

1 ）Takeshita D. Resonance-like control of muscle-tendon units during hopping
　　　（投稿中）

2 ）深代千之，柴山　明．スポーツ基礎数理ハンドブック．朝倉書店，2000．

3 ）Takeshita D, Shibayama A, Muraoka T, et al. Resonance in the human medial
　　　gastrocnemius muscle during cyclic ankle bending exercise. J Appl Physiol,
　　　101: 111 ‒ 118, 2006.

4 ）Coh M, Milanovi D, Kampmiller T. Morphologic and kinematic characteristics
　　　of elite sprinters. Coll Antropol, 25: 605 ‒ 610, 2001.

5 ）Burgess KE, Connick MJ, Graham-Smith P, et al. Plyometric vs. isometric
　　　training influences on tendon properties and muscle output. J Strength Cond
　　　Res, 21: 986 ‒ 989, 2007.

6 ）Kubo K, Ikebukuro T, Maki A, et al. Time course of changes in the human
　　　Achilles tendon properties and metabolism during training and detraining in
　　　vivo. Eur J Appl Physiol, 112: 2679 ‒ 2691, 2012.

7 ）Kawakami Y, Muraoka T, Ito H, et al. In vivo muscle fibre behaviour during
　　　counter-movement exercise in humans reveals a significant role for tendon
　　　elasticity. J Physiol, 540: 635 ‒ 646, 2002.

8 ）Fukunaga T, Kawakami Y, Kubo K, et al. In vivo behaviour of human muscle
　　　tendon during walking. Proc R Soc Lond B Biol Sci, 268: 229 ‒ 233, 2001.

9 ）Farris DJ, Sawicki GS. Human medial gastrocnemius force–velocity behavior
　　　shifts with locomotion speed and gait. Proc Natl Acad Sci USA, 109: 977 ‒ 982,
　　　2012.

10）竹下大介．運動中の筋腱複合体にみられる共振現象．体育の科学，62：31 ‒
　　　37，2012．

11）神嶌敏弘．変わりゆく機械学習と変わらない機械学習．日本物理学会誌，
　　　74：5 ‒ 13，2019．

12）例えば，https://www.youtube.com/watch?v＝V1eYniJ0Rnk（参照日：2019
　　　年 10 月 31 日）で結果がみられる．

13）Begg R, Kamruzzaman J. A machine learning approach for automated
　　　recognition of movement patterns using basic, kinetic and kinematic gait data.
　　　J Biomech, 38: 401 ‒ 408, 2005.

14）竹内一郎，烏山昌幸．サポートベクトルマシン．講談社，2015．

15）Mohr M, von Tscharner VV, Emery CA, et al. Classification of gait muscle
　　　activation patterns according to knee injury history using a support vector
　　　machine approach. Hum Mov Sci, 66: 335 ‒ 346, 2019.

16）Takiyama K, Yokoyama H, Kaneko N, et al. Detecting task-dependent
　　　modulation of spatiotemporal module via tensor decomposition: application to
　　　kinematics and EMG data for walking and running at various speed. bioRxiv,
　　　2019.

17）Kidziński Ł, Mohanty SP, Ong CF et al. Learning to Run challenge: synthesizing physiologically accurate motion using deep reinforcement learning, pp101－120. In: Escalera S, Weimer M, Eds., The NIPS '17 Competition: Building Intelligent Systems. The Springer Series on Challenges in Machine Learning. Springer, 2018.

18）Tassa Y, Erez T, Todorov E. Synthesis and stabilization of complex behaviors through online trajectory optimization. IEEE/RSJ International Conference on Intelligent Robots and Systems, 4906－4913, 2012

19）Jaśkowski W, Lykkebø OR, Toklu NE, et al. Reinforcement Learning to Run… Fast, pp155－168. In: Escalera S, Weimer M, Eds., The NIPS '17 Competition: Building Intelligent Systems. The Springer Series on Challenges in Machine Learning. Springer, 2018.

20）https://youtu.be/8xLghMb97T0（参照日：2019年10月31日）

21）スポーツ庁．平成30年度全国体力・運動能力，運動習慣等調査報告書．p62，2018．

22）Hämäläinen P, Babadi A, Ma X, et al. PPO-CMA: Proximal Policy Optimization with Covariance Matrix Adaptation. arXiv: 1810.02541［cs.LG］.

23）Fukashiro S, Noda M, Shibayama A. In vivo determination of muscle viscoelasticity in the human leg. Acta Physiol Scand, 172: 241－248, 2001.

第 III 部
スポーツ医学・疫学
SPORTS MEDICINE & EPIDEMIOLOGY

11章　靭帯と半月の機能と損傷・修復
12章　メディカルチェック
13章　身体運動の疫学研究

11章 靭帯と半月の機能と損傷・修復

　スポーツには残念ながら外傷や障害がつきものである．本章では始めに関節の基本構造について述べたのち，関節の外傷において重要な靭帯と半月について，組織としての特徴と修復に関する基本的な知見を述べる．なお骨や関節軟骨も関節の重要な構成要素であるが，紙幅の制約もあることから本章では扱わないことにする．

1. 関節の基本構造

　一般に関節は2つあるいはそれ以上の骨が連結される構造を意味する．このため関節という場合には，たとえば頭蓋骨間のように，可動性をほとんど，あるいはまったく欠く骨の結合も含まれる．このような関節を不動関節と呼ぶ．一方，本章に関係するのは，肩関節や膝関節のように可動性のある関節であり，可動関節と呼ばれる．

　可動関節はどの関節もほぼ共通した構造をもつ．関節全体は関節包と呼ばれる袋状の構造に包まれており，関節包の内部では骨の表面を軟骨が覆っている（図11-1）．この軟骨は可動関節にのみみられる特殊な軟骨で，硝子軟骨と呼ばれる．関節を構成する骨は複数の靭帯でつながれている．一方，関節包の内面は滑膜という薄い膜で覆われており，関節内には少量の液体が存在する．この液体は関節液と呼ばれ，関節の潤滑や軟骨への栄養供給という重要な役割をもつ．滑膜は可動関節にのみみられる組織であり，このため可動関節は滑膜関節と呼ばれることもある．

2. 靭　帯

　靭帯は関節において関節を構成する骨と骨を結ぶ紐状，あるいは帯状の組織である（図11-2）．靭帯は密に配列されたコラーゲン線維によって構成されており，その両端は骨に付着している．靭帯は膝関節の前十字靭帯や後十字靭帯のように周囲の組織から明確に独立した組織であることもあるが，足関節の前距腓靭帯のように周囲の組織から明確に独立しておらず関節包と一体となっていることも少なくない．この場合，靭帯は解剖学

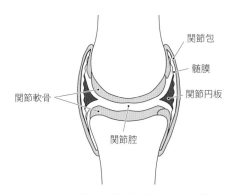

図11-1　可動関節（滑膜関節）の基本構造

可動関節は全体が関節包に包まれており，その内面は滑膜によって覆われている．靭帯は関節を構成する骨の間をつないで関節の安定性を保っている．膝関節や肩鎖関節など一部の関節には関節内に関節円板あるいは半月と呼ばれる組織が存在する．

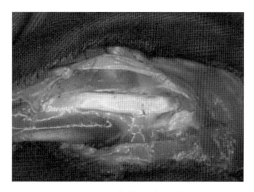

図11-2　靭帯の肉眼所見

家兎の膝関節の内側側副靭帯を示す．靭帯は白色の光沢のある組織である．この例のように明瞭に周囲組織から見分けられるものもあるが，周囲の組織から完全に独立しておらず，肉眼的には周囲組織から容易に見分けられない靭帯も少なくない．

図11-2の
カラー原図↓

的な構造というより機能的な単位と捉えられる．

　靭帯は関節の安定性を保つうえで骨の形状とともに最も重要な組織であり，関節の一次的制動要素（primary restraint）と称される．これに対して半月や関節包は関節の安定化に関与しているもののその役割は補助的であり，二次的制動要素（secondary restraint）と呼ばれる．このため関節に強い外力が加わった場合にはまず靭帯が損傷されることになる．また靭帯はそれが連結する骨の動きを規制することによって関節の正常な動きを誘導するという機能もあり，たとえば膝関節の場合，靭帯損傷によって関節の正常な動きが損なわれることもある．

1）靭帯の構造

　靭帯はコラーゲン線維が高い密度で平行に配列された構造をもつ（図11-3）[1]．靭帯は血管やリンパ管，神経が乏しい組織であり，細胞の密度も低い．靭帯組織にみられる細胞はそのほとんどが線維芽細胞である．線維芽細胞は扁平な形状で，コラーゲン線維に沿って配列される．線維芽細胞は靭帯を構成する各種のタンパクを産生し，靭帯組織の維持や修復に深くかかわっている．

　靭帯の主成分であるコラーゲンは直鎖状のタンパクである．コラーゲン分子は多数が集合して靭帯を構成するが，分子の集合は大きく5段階に分けられる．最もミクロなレベルはコラーゲン分子による3本鎖の形成である．コラーゲン分子は分子3本が三つ編み状に絡み合ってコラーゲン原線維（tropocollagen）を構成する（図11-4）．これが靭帯の最も基本となる構成単位である．コラーゲン原線維は多数が集まってコラーゲン細線維（collagen fibril）を形成し，これがさらに多数集まりコラーゲン線維

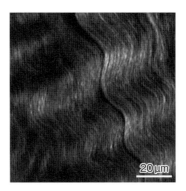

図11-3　靭帯の偏光顕微鏡による組織所見（Leeら，2017[1]）
特殊な光学顕微鏡（偏光顕微鏡）で観察すると，靭帯を形成するコラーゲン線維は
直線状ではなく，規則正しく蛇行していることがわかる．この線維の蛇行はcrimp
patternと呼ばれる．

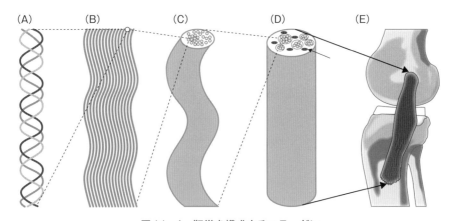

図11-4　靭帯を構成するコラーゲン
靭帯は主にⅠ型コラーゲンによって構成される．コラーゲン線維は単純に寄り集まっているのではなく，階層
的に集合して靭帯を構成している．最も基本的な構造はⅠ型コラーゲン分子が3本絡み合って構成するコラー
ゲン原線維であり（A），これが多数集合してコラーゲン細線維が形成される（B）．コラーゲン細線維が集合
してコラーゲン線維が作られ（C），これが多数集まってコラーゲン線維束となり（D），さらにそれが集まっ
て靭帯が構成される（E）．コラーゲン細線維の観察には電子顕微鏡が必要であるが，コラーゲン線維は光学
顕微鏡でも観察することができ，コラーゲン線維束は肉眼でも観察できる大きさである．

（collagen fiber）を作る．コラーゲン線維が多数集まってコラーゲン線維
束（collagen fascicle）が作られ，これがさらに複数集まって靭帯を形成する．
　通常の光学顕微鏡で観察できるのは上記の中でコラーゲン線維のレベル
である．光学顕微鏡で靭帯を観察するとこのコラーゲン線維には特有の
波型のパターン（crimp pattern）があることがわかる（図11-3）．電子
顕微鏡で靭帯の横断面を観察すると，靭帯は直径が60〜4,000 nmとさま
ざまな太さのコラーゲン細線維から構成されていることがわかる（図11
-5）[2]．コラーゲン細線維は直径が大きいほど弾性が高く，また線維の断
面積あたりより大きな張力に耐えることができる．後述するように靭帯が
損傷されたあとに形成される修復組織では正常の靭帯より直径の小さなコ
ラーゲン細線維が形成される傾向があり，それが修復靭帯の力学的な性質

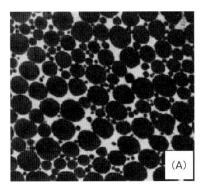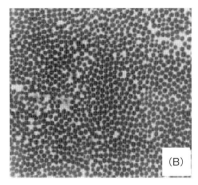

図11−5　正常靭帯および靭帯修復組織の電子顕微鏡像（Frankら，1999[2])
透過型電子顕微鏡で観察した家兎の正常な内側側副靭帯（A）および靭帯損傷後に形成された修復組織（B）の横断面像．正常な内側側副靭帯が太さの異なるコラーゲン細線維によって構成されているのに対し，損傷後に形成された修復組織は直径の細いコラーゲン細線維のみで構成されていることがわかる．倍率：×30,000.

の違いに関連している．

　一部の靭帯には周囲に epiligament と呼ばれる血管が豊富な組織が存在する[3)]．膝関節の関節内にある前十字靭帯や後十字靭帯の場合，靭帯は滑膜に包まれており，滑膜が epiligament に相当する．Epiligament は血管が豊富なだけでなく細胞密度も高くまた神経組織に富み，痛覚や固有位置覚の感知に重要な働きをしている．

2) 靭帯の骨付着部の構造と機能

　靭帯の骨への付着部は骨と靭帯という物性の大きく異なる組織を結合するために特有な構造をもつ．靭帯だけでなく，腱の骨への付着部にも同様の構造がみられるため，英米の文献では靭帯と腱を区別せずに骨への付着部を enthesis と表記することも多い．この enthesis は腱靭帯付着部などと訳されることもあるが，本章では enthesis と記述する．enthesis の構造や機能を正しく理解することは，スポーツ外傷や障害の病態を理解するうえでも，また治療を行うためにも重要である．たとえば靭帯損傷はしばしば enthesis で生じる．また腱の場合，骨との接合部はジャンパー膝障害（膝蓋靭帯炎）に代表されるように，スポーツなどで繰り返しの負荷が加わった場合に障害を生じやすい部位でもある．さらに enthesis の正しい理解は，靭帯損傷に対する修復術や膝関節の十字靭帯などの靭帯再建術を行う際にも重要になる．

　靭帯の enthesis は fibrocartilaginous enthesis と fibrous enthesis に分類することができる[4)]．前者は靭帯が線維軟骨層を介して骨に結合するもので，後者は靭帯がまず骨膜に付着し，骨膜を介して骨に付着するものである．これらはそれぞれ direct insertion，indirect insertion とも呼ばれる．靭帯がどちらの様式で骨に接合するかは部位によっても異なり，たとえば

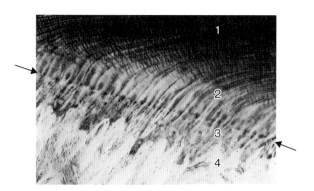

図11-6　Fibrocartilaginous enthesisの構造（Jackson，1993[5]）
イヌ前十字靭帯の脛骨付着部の偏光顕微鏡像．靭帯（1）と骨（4）の接合部において靭帯と
骨組織の間に非石灰化軟骨層（2），石灰化軟骨層（3）の2層を認める．この二層は組織の
弾性の急激な変化を避け，靭帯と骨の接合部における応力の集中を軽減する効果がある．矢
印はtide mark．靭帯組織にはcrimp patternが認められる．

　膝関節の内側側副靭帯の場合，大腿骨側では fibrocartilaginous enthesis，
脛骨側では fibrous enthesis によって骨に接合することが知られている．
　付着部の構造として特異的なのは fibrocartilaginous enthesis である．こ
のタイプの enthesis では靭帯と骨の間に二層の線維軟骨層からなる移行
部が存在する（**図11-6**）[5]．二層のうち靭帯側のものは非石灰化線維軟
骨層，骨側のものは石灰化軟骨層と呼ばれる．つまり fibrocartilaginous
enthesis では靭帯はこれら2つの性質の異なる組織を経て骨に接合してい
る．靭帯が骨に直接ではなくこれらの層を介して接合するのは骨と靭帯と
いう力学的な性質の異なる組織を破綻なく接合させるためと考えられる．
一般に力学的な性質の異なる2つの素材を結合させると，外力が加わった
際に2つの素材の境界面にひずみが生じる．生体は靭帯と骨の接合部にお
いて少しずつ弾性が異なる組織をつなぎ合わせることで，このようなひず
みが起こりにくい構造としているのである．
　非石灰化線維軟骨層と石灰化軟骨層では細胞密度が低く，血管も存在し
ない．これらの組織には靭帯の主成分であるⅠ型コラーゲンは少なく，代
わりに靭帯実質にはほとんど存在しないⅡ型コラーゲンやアグリカンなど
関節軟骨の成分が含まれる．また二層の間には tide mark と呼ばれる境界
線が明瞭に認められる．非石灰化線維軟骨層と石灰化軟骨層が血行に乏し
いことは enthesis の組織修復能力が低い理由の1つであり，この部位に
ジャンパー膝障害などオーバーユースによる障害が起こりやすいことに関
連している．
　Fibrocartilaginous insertion がこのようにやや複雑な構造を有している
のに対し fibrous insertion の構造は単純で，シャーピー線維と呼ばれる強
靭なコラーゲン線維が靭帯から骨膜を貫通して直接骨組織にまで入り込ん
でおり，この線維によって靭帯は骨と接合している．

3）靭帯の組成

　靭帯の組成で最も多いものは水分であり，湿重量のおよそ2/3を占める．水以外の構成要素のうち量的に最も多く機能的にも重要なのはコラーゲンである．コラーゲンは靭帯組織の乾燥重量の75％を占める[6]．コラーゲンは現在までに28種が知られているが，靭帯を構成するのは主にⅠ型コラーゲンであり，これがすべてのコラーゲンの85％を占める．次いで多いのはⅢ型コラーゲンであるが，靭帯にはほかにもⅣ，Ⅴ，Ⅵ，XIV型などのコラーゲンが存在する．また，コラーゲン以外の成分として弾性線維の主成分であるエラスチンや種々のプロテオグリカンも存在する．これらのタンパクは靭帯の力学的な性質に関連しており，靭帯の張力に対する強度は主にⅠ型，Ⅲ型コラーゲンによって担われる．一方，水分やⅠ，Ⅲ型以外のコラーゲン，プロテオグリカンは次項で述べる靭帯の粘弾性に関係する．

　靭帯は個体の成長や老化，あるいは力学的負荷やホルモン動態によって力学的な性質が大きく変化するが，それにはこれらの靭帯を構成するタンパクの量的・質的な変化が大きく関与する．

4）靭帯の力学的な性質

　さまざまな研究の結果，靭帯の力学的な性質について，少なくとも実験室のレベルではかなりの部分が明らかになっている．靭帯に張力を加えると，まずコラーゲン線維のcrimp patternが引き延ばされる．この段階では靭帯の弾性は低く，靭帯は比較的小さな張力でも容易に伸長される．靭帯を力学試験機に乗せて張力を徐々に加えていくと応力変位曲線が得られるが（図11-7），この初期の靭帯の伸長はグラフ上，立ち上がりの傾きの緩い領域として現れるが，この領域はtoe regionと呼ばれる．靭帯が一定の長さに達すると靭帯の弾性が高くなり，より高い張力を加えないと伸びなくなる．これはコラーゲン線維の波型のパターンが伸び切り，靭帯組織中のコラーゲン線維が直接引き延ばされる状態になったことによる．この段階では靭帯はバネのように一定の弾性を保ったまま伸長するため，応力変位曲線ではほぼ直線状のグラフが得られる．このためこの領域はliner regionと呼ばれる．さらに張力が加わるとコラーゲン線維の断裂が始まり，やがて張力が最大破断強度に達すると靭帯組織は完全に断裂する．

　靭帯の力学的特性を考えるうえでもう1つの重要な性質は粘弾性である．粘弾性とは張力を加え続けた際に靭帯の物性が時間経過とともに変化することをいう．靭帯の粘弾性は2つの現象を考えれば理解しやすい．靭帯に一定の張力を加えたままにしておくと，時間経過とともに靭帯は次第に伸長される．逆に靭帯に張力を加えて一定の長さに伸長させたのち，その長さに保っておくと，長さを保つために必要な張力は時間とともに低下

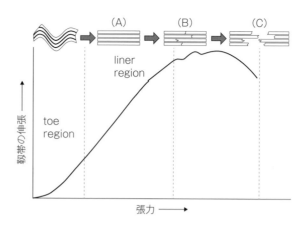

図11-7　張力による靭帯の伸長
靭帯に張力を加えるとまずcrimp patternが消失し，ついでコラーゲン線
維自体の伸張がはじまる（A）．さらに張力が加わるとコラーゲン線維の破
断がはじまり（B），ついには靭帯組織全体が断裂する（C）．

する．前者はクリープ，後者は応力緩和と呼ばれる現象で，いずれも靭帯
の粘弾性による変化である．靭帯の粘弾性は，たとえばストレッチによる
身体の柔軟性の変化を考える場合にも重要である．

5）靭帯の損傷と修復

　関節に外力が加わると靭帯には張力が作用する．外力が強大であれば靭
帯組織は張力に耐えきれなくなり断裂する．靭帯に加わる張力は靭帯組織
の内部において一様ではなく，関節の角度や外力の加わり方によって異な
る．このため靭帯組織の断裂も最も大きな張力が働いた部位にまず生じ，
外力が十分強大であった場合は組織全体が破断して靭帯の連続性が完全に
失われることになる．

　靭帯が損傷されると修復のための一連の生物学的な反応が起こる．靭帯
の修復は靭帯によって大きく異なる．膝関節を例にとると，内側側副靭帯
では通常良好な修復反応が起こり治癒が得られるのに対し，前十字靭帯や
後十字靭帯の場合，関節内という特殊な環境にあることから修復反応は生
じるものの不十分であり靭帯の良好な修復は得られない．以下に述べるの
は内側側副靭帯など一般的な靭帯の修復過程である[7,8]．

　靭帯の修復過程は，一般に，炎症期，増殖期，改変（リモデリング）期
の3つに分けられる（**図11-8**）[9]．ただし組織の修復過程は一連の生命
現象であって，これらの修復段階も明確に区分できる性質のものではない
ことを理解されたい．

（1）炎症期

　炎症期は靭帯の修復過程の最も初期の段階で，損傷直後から数日ないし
数週間までの期間がこれに相当する．靭帯の断裂に伴って靭帯内や周囲の

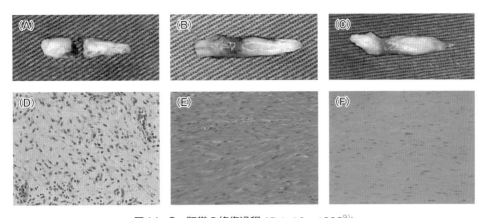

図11-8　靭帯の修復過程（Fukuiら，1998[9]）
家兎の膝関節内側側副靭帯を幅3mmにわたって切除し，その後の治癒の過程を示した．切除後1週，3週，
6週の肉眼所見（A-C）と組織像（D-F）を示す．D-F，ヘマトキシリン・エオジン染色（×20）．

図11-8の
カラー原図↓

血管も損傷されて断裂部の周囲に出血が生じる．損傷した血管から流出した血液は血管外の組織に触れることによって凝固系が活性化され，フィブリンが析出・重合してフィブリン塊を形成する．このフィブリン塊は損傷した血管を塞いで出血を止めるだけでなく，修復に関与する細胞が損傷部位に移動してくる際の足場ともなり，組織の修復にきわめて重要な役割を果たす．フィブリン塊が形成されると白血球や靭帯周囲の組織からの幼若化した線維芽細胞がその内部に遊走してくる．これらの細胞は，靭帯断裂に伴って生じた壊死組織を貪食作用やタンパク分解酵素の分泌によって除去していく．靭帯損傷部に移動してきた幼若な線維芽細胞は次第に分化・成熟し，コラーゲンをはじめとする細胞外マトリクスを産生するようになる．

（2）増殖期

線維芽細胞が細胞外マトリクスを産生するのと並行してフィブリン塊は次第に吸収されていき，やがて靭帯断裂部は線維芽細胞が産生した細胞外マトリクスによって完全に埋められる．この時期は増殖期と呼ばれ，靭帯組織の損傷後，数週間から数カ月までの期間が相当する．線維芽細胞によって靭帯断裂部に形成された組織は修復組織と呼ばれる．修復組織は主にコラーゲンからなるが，正常な靭帯に比べ水分含有量の高い疎な組織であり，細胞密度が高く血管成分も多い．組織内には単球やマクロファージなどの血球系の細胞と線維芽細胞が混在しており，また組織中のコラーゲン線維も正常靭帯と異なり方向性がなくランダムに配列されている．増殖期が進むにつれて血球系の細胞は次第に姿を消し，細胞成分は線維芽細胞のみとなる．またコラーゲン線維の走行も変化して次第に靭帯の走行と平行に密に配列されるようになる．修復組織の成分をみると，Ⅰ型コラーゲンが最も多い点では正常の靭帯と変わらないものの，Ⅲ型やⅤ型コラーゲンの比率が正常靭帯より高く，構成成分の点でも正常とは異なるものとなっている．

（3）改変期

受傷から数カ月以降は形成された修復組織の質が少しずつ変化し，ゆっくりと正常の靱帯に近づいていく．この現象は組織の改変（リモデリング）と呼ばれ，これが生じる期間が改変期である．修復期においてすでに靱帯の断端の間は修復組織により埋められているが，改変期にはこの修復組織の組成やコラーゲン線維の配向や構造が少しずつ変化していく．しかし靱帯損傷部に形成された組織は完全に正常化されることはない．修復組織中のコラーゲン細線維は受傷から長時間が経過しても直径が細いままである[10,11]．また修復組織では十分時間が経過しても正常の靱帯組織に比べて血管の密度が高く，細胞数も多いままで，神経支配についても正常とは異なることが知られている．

このような変化の結果，修復された靱帯の力学的な性質は正常の靱帯と大きく異なったものとなる．先に述べたとおりコラーゲン細線維は太いほど弾性が高く，また線維の断面積あたりより大きな張力に耐えることができる．修復組織中のコラーゲン細線維の直径が小さいことから修復した靱帯は弾性が低く，正常の靱帯に比べ伸びやすく断裂しやすい．動物実験では修復靱帯は条件にもよるが正常の靱帯の2倍伸びやすく，正常の靱帯組織の6割程度の張力で断裂することが報告されている[7,12]．

6）靱帯の修復に関与する要因と今後の展望

損傷靱帯の修復過程には複数の要因が影響を与える．先にも述べたように，靱帯が関節内にあるか関節外にあるかによって修復の結果は大きく異なる．損傷された靱帯の断端の状態も修復に関係する．靱帯の断裂部で断端が接触を保っているか断端間が完全に乖離しているかも修復に影響を与える．靱帯の損傷が生じる部位も重要で，損傷が靱帯実質部なのか enthesis で起こるかによって治癒の様態は変わってくる．さらに損傷後の靱帯が置かれた力学的な環境も修復に大きな影響を与える．従来，重度の靱帯損傷に対しては関節を固定して靱帯断端に力学的な負荷がなるべく加わらないようにする治療が行われることが多かった．しかし動物実験の結果は，靱帯損傷部に適度な張力が加わった方が靱帯の治癒が良好であることを示しており[13]，臨床的にもそれを裏付ける結果が報告されている[14]．このため，現在では損傷靱帯に対し長期の固定は行わず，必要に応じて最小限の固定を行ったのち，早期から適度な運動を行うのが一般的である[15]．

靱帯損傷に対しては場合により修復術や再建術といった手術的な治療が行われることもあるが，最良の結果を得るためには，修復あるいは再建された靱帯を最適な力学的環境に置くことが非常に重要になる．また靱帯損傷に対する手術以外の治療を考えた場合，これらの要因の中で医療者側が変えることができるものは，じつは力学的な環境だけである．靱帯の治癒

に最も適した力学的環境は，どの靭帯が損傷されたかや，靭帯のどの部位がどのように損傷されたかによっても変わってくる．個々の症例に最適な力学的環境をみつけることは，靭帯損傷の治療のレベルを高めるために有効な方法と考えられる．しかし特に保存的な治療の場合，靭帯の損傷や治癒の状態を考慮してそれぞれの症例に最適な力学的環境を決める方法はまだ確立されておらず，これを明らかにすることは今後の課題である．

　靭帯のよりよい治癒を得るために，最適な力学的環境を求める以外にもさまざまな方法が検討されている．組織の修復に関与する成長因子と呼ばれるタンパクの投与や，靭帯の修復過程に影響を与えるタンパクの発現量の調整が今まで試みられてきた．さらに最近では再生医療の方法を靭帯の修復や再建に応用しようとする試みも行われている．今後さらに研究が進むことによって損傷された靭帯がより早く，より確実に治せる時代がくることが望まれる．

3. 半　　月

1）半月の解剖と機能

　半月は膝関節において大腿骨と脛骨の間に位置する線維軟骨性の組織である．膝関節は大腿膝蓋関節と大腿脛骨関節に分けられる．立位や歩行の際に体重を支えるのはこのうち大腿脛骨関節であるが，この関節はさらに内側コンパートメントと外側コンパートメントに分けることができる（図11-9）．半月は膝関節において内側，外側コンパートメントにそれぞれ配置され，内側半月，外側半月と呼ばれる．半月はCの字型の形状をもち，脛骨の関節面の60〜80％を覆っている（図11-10）．半月の断面をみると，中央が薄く辺縁が厚い三角形をしており，脛骨と大腿骨の間にあって両者の隙間を埋めるように位置している（図11-11）[16]．半月の形状は上面と下面で異なる．これは接する関節面の形状の違いによるもので，半月の下面はそれが接する脛骨の関節面がほぼ平坦であることから平面に近いのに対し，上面は大腿骨顆部の関節面がほぼ球状であることから緩く凹んだ形状をもつ．半月の表面は滑らかで大腿骨，脛骨の関節面とのスムースな摺動を可能にしている．

　半月は内側半月，外側半月とも基本的には脛骨に固定されている．半月の前部（前角）と後部（後角）は脛骨に直接強固に固定されており，さらに辺縁部は関節包にも固定されている．前角と後角の固定は内側半月，外側半月とも同様であるが，辺縁部の固定は内側半月と外側半月で若干異なる．内側半月では辺縁部は関節包や内側側副靭帯に比較的強固に固定されているのに対し，外側半月では辺縁への固定は比較的緩い．後述するように半月は膝関節の屈伸や回旋といった運動とともに変形するが，変形の量は内

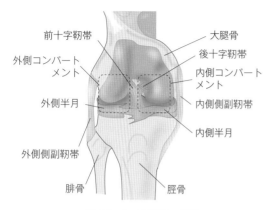

図11-9　膝関節の構造

膝関節を前方からみた図を示す．膝蓋骨，膝蓋腱を取り除いた状態を示した．

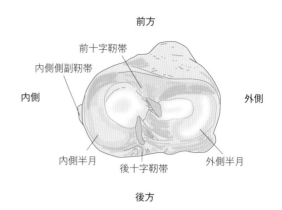

図11-10　脛骨関節面の半月による被覆

膝関節の脛骨関節面を上方からみた図を示す．内側コンパートメント，外側コンパートメントとも半月は関節面の半分以上を覆っていることがわかる．

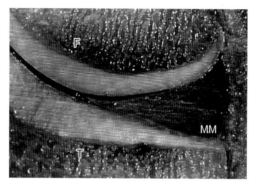

図11-11　大腿骨，脛骨と半月の位置関係（Warrenら，1986[16]）

ヒトの膝関節の内側コンパートメントの前額面での断面図．大腿骨（F），脛骨（T）の間の隙間を埋めるように内側半月（MM）が位置している．半月の上面は大腿骨関節面の形状に沿ってわずかに凹んでおり，下面はほぼ平坦な形状をしている．

側半月より外側半月で多い．半月の脛骨への固定の違いはこのことにも関連している．

　半月の機能は第1に荷重を受ける面積を増やすことによって軟骨の単位面積あたりに加わる荷重を軽減することであり，第2に大腿骨と脛骨の関節面の間隙を埋めることによって関節の安定性を高めることである．このほか，半月は大腿骨と脛骨の位置関係を調整することによって膝関節の運動を誘導する機能ももち，また関節液の潤滑・循環を促すことで軟骨細胞や半月細胞の代謝にも関与している．さらに半月は関節の固有位置覚についても一定の役割を果たすことが知られている．半月の内部において神経は次項で述べる血管とほぼ同様の分布を示し，半月の辺縁部と前角，後角付近に分布しているが，特に後角付近で密度が高い傾向がある．

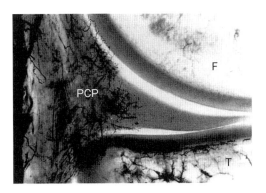

図11-12　半月の血行（Arnoczkyら，1982[17]）
ヒトの膝関節の内側半月の血管分布．大腿骨（F），脛骨（T）および内側半月の辺
縁部に分布する血管（PCP）を示す．PCPはperimeniscal capillary plexusの略．

2）半月の血行

　損傷された半月の修復には，半月内の血行の有無が重要な要素となる．
一般に組織の修復には血行の有無が大きく関与する．半月内の血行は部位
によって大きく異なり，そのため半月の修復も損傷が生じる部位によっ
て異なる．半月の辺縁部，半月の幅にして10〜30％ほどの領域では周辺
組織から血管が入り込み血行があるのに対し（血行野），それ以外の領域
では血管は存在せず血行のない状態となっている（無血行野）（図11-
12）[17]．辺縁部以外に前角，後角からも半月内に血管が入り込んでいる
がその範囲は小さく，臨床的な重要性は限られる．興味深いことに胎生期
には半月は細胞密度が高く，周辺組織から入り込んだ血管が半月組織全体
に分布し，半月全体が血行がある状態にある．発生が進むにつれて半月の
細胞密度は次第に低下し，血管も辺縁部にのみ残るようになる．

　後述するように半月組織には半月細胞と呼ばれる細胞が存在し，半月の
組織としての維持に関与している．半月細胞の代謝は血行野では他の組織
と同じように血液を介して行われているが，無血行野では軟骨細胞と同様
に関節液を介して行われている．

3）半月の構成と微細構造

　半月も靭帯と同様，そのほとんどが細胞外マトリクスから構成されてお
り，細胞成分はわずかである．半月組織にはやはり多量の水分が含まれ，
湿重量のおよそ70％は水分である[18]．水分以外の構成要素で最も多いの
はコラーゲンであり，乾燥重量のおよそ75％を占める．半月組織のコラー
ゲンは靭帯と同様Ⅰ型が主体であり，ほかにⅡ型，Ⅲ型，Ⅴ型，Ⅵ型コラー
ゲンも含まれる．

　半月内部においてコラーゲン線維は荷重に伴う垂直方向の圧迫力に対抗
できるよう，円周状に走行している（図11-13）[19]．この円周状の線維

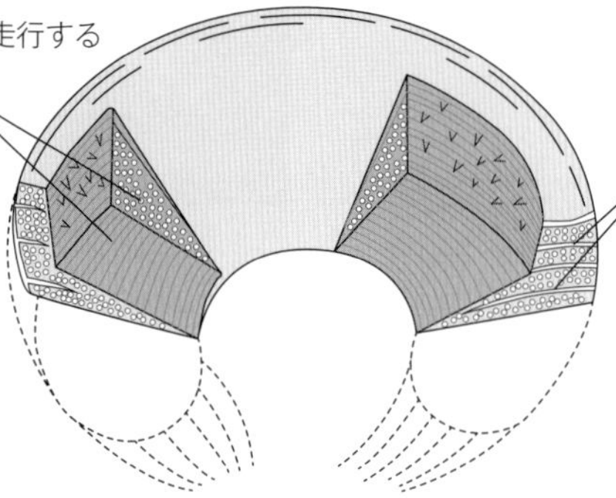

図11-13　半月組織中のコラーゲン（Mowら，1992[19]より改変）
半月内のコラーゲンは円周状に走行する線維が主体であるが，一部の線維は円周
状の線維を貫くように放射状に走行している．円周状の線維は半月前端と後端に
おいて脛骨内部まで連続して入り込み，それによって半月を脛骨に固定している.

は半月内部を通った後，半月の前端（前角）や後端（後角）を通って脛骨に
入りこみ，半月を脛骨に固定している.

　半月の乾燥重量のおよそ10％はコラーゲン以外のタンパクであり，ア
グリカンなどのプロテオグリカンや，エラスチン，ファイブロネクチンな
どが含まれる．このうち最も量が多く機能的にも重要なのはアグリカンで
ある．アグリカンは半月組織においてヒアルロン酸と結合した巨大分子と
して存在する．一般にプロテオグリカンは硫酸基を含む側鎖を有するため
負の電荷をもつが，アグリカンは特に多数の硫酸基を含んでおり強く負に
帯電している．アグリカンはこの負の電荷によって多数の水分子を自身
の周りに引き付けることができる（**図11-14**）．半月組織内の水分子は，
半月の弾性を維持するうえできわめて重要である．したがって半月内のア
グリカンは組織の弾性を保つうえで重要な分子である．半月にはアグリカ
ンのほかに小型プロテオグリカンと呼ばれるデコリン，ビグリカン，ファ
イブロモジュリンなども含まれる．これらのプロテオグリカンは水分子の
保持には関与しないがコラーゲンの線維束形成に一定の役割を果たすこと
が知られている.

　半月組織内にある半月細胞はその性格から線維軟骨細胞（fibro-
chondrocyte）とも称される．これは半月に存在する細胞が形状からも機能
の点からも線維芽細胞と軟骨細胞の中間の性格をもつことによる．半月細
胞の形状は半月内の部位によって異なっており，半月の表面近くでは線維
芽細胞に似た扁平な形状を示すのに対し，半月の深部では軟骨細胞に似た
球状の形状を示す．電子顕微鏡による観察では半月細胞はよく発達した粗
面小胞体やゴルジ器官を有していることが示されており，このことから半
月細胞は活発な基質産生を行っていると考えられている.

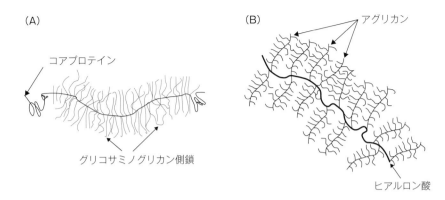

図11-14　アグリカンとヒアルロン酸
アグリカン分子（A）およびアグリカン分子とヒアルロン酸の結合の状態を示した模式図（B）．アグリカンは直鎖状のコアプロテインにグリコサミノグリカン側鎖が多数結合した構造をもつ．半月組織においては多数のアグリカン分子がヒアルロン酸に結合して分子量がきわめて大きな分子を形成している．

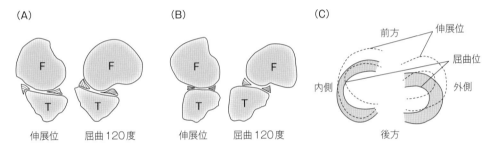

図11-15　膝屈伸に伴う半月の位置の変化（A，B：FuとThompson，1992[20]；C：Thompsonら，1991[21]）
A，B：膝関節伸展位と120度屈曲位における内側半月（A）と外側半月（B）の位置を示す．C：膝関節の伸展位（破線）と120度屈曲位（実線）における半月の位置．上方からみた図を示す．内側半月に比して外側半月の移動量が大きいことがわかる．

4）膝関節の運動と半月の動き

　半月は膝屈伸に伴い変形し，脛骨関節面の上を移動する．屈伸に伴う移動量は内側半月ではおよそ5 mmであるが，外側半月では10 mm以上にも及ぶ（**図11-15**）[20, 21]．このような半月の運動は大腿骨と脛骨の関節面の形状，および膝屈伸に伴う大腿骨と脛骨の動きによって受動的に誘導される．別の見方をすれば，半月は膝関節の屈伸の際に大腿骨と脛骨の関節面の間に生じる間隙を埋めるように常にその位置を変える，ということもできる．このような半月の運動が何らかの原因で破綻することが半月損傷の重要な機序と考えられている．

　先にも述べたように半月の機能で最も重要なのは荷重の分散である．荷重の量や膝の屈曲角度によっても異なるが，外側コンパートメントでは加わる荷重のおよそ80％が，内側コンパートメントではおよそ60％が半月を介して伝達される[22]．半月を切除すると関節の接触面積は減少し，減少した接触面に荷重が集中して加わることになる．半月を完全に切除した場合，大腿骨と脛骨の接触面積は50％以下に減少し，接触圧はおよそ

2倍になるとも報告されている[23]．このような荷重の増加は軟骨の変性摩耗を引き起こす．何らかの理由で半月を切除すると関節軟骨の変性が生じ変形性関節症になるリスクが高まるのはこのためである．

　半月は関節の安定性を保つうえでも重要な働きをもつ．正常な膝関節では半月を取り除いただけでは関節の安定性に大きな変化はないが，たとえば前十字靱帯が損傷されている膝では，膝関節の前後方向の安定性は半月，特に内側半月に大きく依存するようになり，内側半月を切除することで前方動揺性が増大することが知られている[24]．

5）半月損傷と修復

　半月は大腿骨と脛骨の間に常に挟まれた状態にあるため，大腿骨と脛骨の動きのわずかな破綻によっても両者の間に挟み込まれて損傷を生じる．半月の損傷に対する反応は損傷される部位によって大きく異なる．無血行野で半月が損傷された場合，出血が起こらず組織の修復反応も生じないことから基本的には損傷は治癒しない．これに対して半月辺縁の血行野において損傷が生じた場合は，通常の組織と同様に出血が生じ修復反応が誘導される．しかし半月が関節内にあることから，修復に関与する細胞の遊走などが起こりにくく，良好な修復は起きにくい傾向がある．

　実際の半月損傷にはさまざまなパターンがあり，損傷が無血行野と血行野の両方に及ぶことも少なくない．半月の修復は損傷部の血行の有無を考慮したうえで損傷のパターンに応じて考えられることになる．さらに実際の半月損傷の治療では，患者の年齢，受傷からの経過時間，あるいは経過に伴って生じた半月の変化（変性）の有無や程度，靱帯損傷の合併の有無なども考慮される[25]．以前は半月損傷に対する治療は部分切除が一般的であった．しかし半月の機能を考慮すれば半月を可能なだけ温存するのが望ましいのは当然である．

　近年，半月の修復のための手術器具の開発が進んだこともあって，より積極的に修復が行われるようになっているが，まだ修復が容易でない半月損傷，修復を行っても成績が不良な半月損傷も少なくない．今後は手術器具の改良に加えて，半月修復部を補強し修復細胞の遊走を助ける scaffold の改良，修復を促進させる薬剤の開発や再生医療の技術などによって現在は修復が困難な半月損傷に対しても修復が行えるようになることが望まれる．

▉▉ 文　献

1）Lee W, Rahman H, Kersh ME, et al. Application of quantitative second-harmonic generation microscopy to posterior cruciate ligament for crimp analysis studies. J Biomed Opt, 22: 46009, 2017.

2）Frank CB, Hart DA, Shrive NG. Molecular biology and biomechanics of normal and healing ligaments–a review. Osteoarthritis Cartilage, 7: 130-140, 1999.

3）Chowdhury P, Matyas JR, Frank CB. The "epiligament" of the rabbit medial collateral ligament: a quantitative morphological study. Connect Tissue Res, 27: 33-50, 1991.

4）Benjamin M, Toumi H, Ralphs JR, et al. Where tendons and ligaments meet bone: attachment sites（'entheses'）in relation to exercise and/or mechanical load. J Anat, 208: 471-490, 2006.

5）Jackson DW, Ed. The Anterior Cruciate Ligament: Current and Future Concepts. Raven Press, 1993.

6）Amiel D, Frank C, Harwood F, et al. Tendons and ligaments: a morphological and biochemical comparison. J Orthop Res, 1: 257-265, 1984.

7）Frank C, Schachar N, Dittrich D. Natural history of healing in the repaired medial collateral ligament. J Orthop Res, 1: 179-188, 1983.

8）Frank C, Woo SL, Amiel D, et al. Medial collateral ligament healing. A multidisciplinary assessment in rabbits. Am J Sports Med, 11: 379-389, 1983.

9）Fukui N, Katsuragawa Y, Sakai H, et al. Effect of local application of basic fibroblast growth factor on ligament healing in rabbits. Rev Rhum Engl Ed, 65: 406-414, 1998.

10）Frank C, McDonald D, Shrive N. Collagen fibril diameters in the rabbit medial collateral ligament scar: a longer term assessment. Connect Tissue Res, 36: 261-269, 1997.

11）Frank C, McDonald D, Bray D, et al. Collagen fibril diameters in the healing adult rabbit medial collateral ligament. Connect Tissue Res, 27: 251-263, 1992.

12）Thornton GM, Leask GP, Shrive NG, et al. Early medial collateral ligament scars have inferior creep behaviour. J Orthop Res, 18: 238-246, 2000.

13）Hart DP, Dahners LE. Healing of the medial collateral ligament in rats. The effects of repair, motion, and secondary stabilizing ligaments. J Bone Joint Surg Am, 69: 1194-1199, 1987.

14）Reider B, Sathy MR, Talkington J, et al. Treatment of isolated medial collateral ligament injuries in athletes with early functional rehabilitation. A five-year follow-up study. Am J Sports Med, 22: 470-477, 1994.

15）Reider B. Medial collateral ligament injuries in athletes. Sports Med, 21: 147-156, 1996.

16）Warren RF, Arnockzky SP, Wickiewicz TL. Anatomy of the knee, pp657-694. In: Nicholas JA, Hershman EB, eds., The Lower Extremity and Spine in Sports Medicine. CV Mosby, 1986.

17）Arnoczky SP, Warren RF. Microvasculature of the human meniscus. Am J Sports Med, 10: 90-95, 1982.

18）Herwig J, Egner E, Buddecke E. Chemical changes of human knee joint menisci in various stages of degeneration. Ann Rheum Dis, 43: 635-640, 1984.

19）Mow VC, Arnoczky SP, Jackson DW, eds., Knee Meniscus: Basic and Clinical Foundations. Raven Press, 1992.

20）Fu FH, Thompson WO. Motion of the meniscus during knee flexion, pp75-89. In: Mow VC, Arnoczky SP, Jackson DW, eds., Knee Meniscus: Basic and Clinical Foundations. Raven Press, 1992.

21) Thompson WO, Thaete FL, Fu FH, et al. Tibial meniscal dynamics using three-dimensional reconstruction of magnetic resonance images. Am J Sports Med, 19: 210-215, 1991.

22) Ahmed AM, Burke DL. In-vitro measurement of static pressure distribution in synovial joints–Part I: tibial surface of the knee. J Biomech Eng, 105: 216-225, 1983.

23) Fukubayashi T, Kurosawa H. The contact area and pressure distribution pattern of the knee. A study of normal and osteoarthrotic knee joints. Acta Orthop Scand, 51: 871-879, 1980.

24) Markolf KL, Mensch JS, Amstutz HC. Stiffness and laxity of the knee--the contributions of the supporting structures: a quantitative in vitro study. J Bone Joint Surg Am, 58: 583-594, 1976.

25) Karia M, Ghaly Y, Al-Hadithy N, et al. Current concepts in the techniques, indications and outcomes of meniscal repairs. Eur J Orthop Surg Traumatol, 29: 509-520, 2019.

12章 メディカルチェック

∎ 1. メディカルチェックとは

　「メディカルチェック」という用語は健康診断の「medical check-up」に由来するが，一般的な健康診断ではなく，運動・スポーツ参加にあたっての医学的検査として使われている．運動・スポーツには頻度は少ないが状況によっては危険性（リスク）があり，スポーツ参加の安全性を確保するために医師・医療者が行う検査である．メディカルチェックにより隠れた病気（疾患）や障害，医学的な問題点を発見するとともに，スポーツによる急性障害および慢性障害を予防することが期待できる．

　競技者に対してはチームの健康管理システムの中にメディカルチェックが組み込まれる．チームの健康管理をすすめるうえで必要な健康上の情報を収集する手段としてメディカルチェックが行われる．チームの「トレーニングシーズン」「試合シーズン」「オフシーズン」の年間活動を考えるとオフシーズンにメディカルチェックを行い，各競技者の医学的な問題点を明らかにして，個々の問題点に対する対策や処置をしてからトレーニングを開始することになる．チームに新たに加わる新メンバーに対してはメディカルチェックを行ってからトレーニングを開始することになる．

　一般市民（子ども，学生，中高年者，市民スポーツ愛好家，さまざまな疾患をもつ人）に対しても，安全性を確保するために特に運動・スポーツ参加前にメディカルチェックが行われる．米国では高校生にスポーツ参加前のメディカルチェックが義務付けられている州が大部分である．またスポーツ施設における運動参加前の心血管系疾患スクリーニングのガイドラインが提言されている[1]．日本においては日本臨床スポーツ医学会学術委員会内科部会がスポーツ参加のための診断基準を作成し，メディカルチェックにおける基本検査項目，スポーツ参加・禁止基準（肝臓，腎臓，循環器），診断書書式，スポーツ現場における外傷性出血の対応，一般市民のスポーツ参加の自己検診表を勧告している[2]．

　通常行われるメディカルチェックには内科的メディカルチェックと整形外科的メディカルチェックがあり，状況によっては歯科的メディカルチェック（デンタルチェック），婦人科的メディカルチェック（女性アス

表12-1　メディカルチェックの種類

○多くのスポーツ団体およびチームで行われるメディカルチェック
・内科的メディカルチェック
循環器(心血管系)
呼吸器
肝臓
腎臓
血液
感染症
・整形外科的メディカルチェック
運動器(筋骨格系)
○状況によって行われるメディカルチェック
・歯科的メディカルチェック
デンタルチェック(虫歯，歯周病，親知らずによる炎症，噛み合わせ)
マウスガードの製作・調整
・婦人科的メディカルチェック
女性アスリートに対する月経チェック(月経周期，月経量，生理痛)
・心理学的メディカルチェック
メンタルヘルスチェック

リート)，心理学的メディカルチェックを合わせて行う（**表12-1**）．本章では内科的メディカルチェックと整形外科的メディカルチェックについて記載する．

2．メディカルチェックの目的

　運動・スポーツにより生体に種々のストレスが加わり，生体にさまざまな変化が生じる．スポーツは内在的に危険性をもつものであり，スポーツ参加者に対してスポーツ団体，施設，学校，チームなどは安全配慮の義務がある．メディカルチェックを行うことにより危険性を予見して危険性を回避し，スポーツ参加者への安全配慮義務を確保する．そのためにスポーツ参加を禁止・制限する障害や疾病を発見することが第1の目的となる．合わせて，スポーツ参加を禁止・制限するほどではなくても，隠れた病気（疾患），障害，医学的な問題点を発見して治療や対策を行うことでスポーツによる危険性を低減させること，運動によって改善できる危険因子をみつけて健康の保持・増進に役立てることも目的とされる．

　メディカルチェックの目的として今までいくつかの項目が報告されてきた[3-5]が，著者が考えるメディカルチェックの目的について8項目を**表12-2**に示す．メディカルチェックは有用であるが限界もある．メディカルチェックを行ってもスポーツによる危険性をゼロにすることができないことに留意する必要がある．また，発見しようとする潜在性の疾患の頻度が少ないのに対象となるメディカルチェックにおける検査項目が多く，

表12-2　メディカルチェックの目的
1) スポーツ参加に妨げになると思われる医学的所見を検出する
2) スポーツ参加の禁忌・制限となるかどうかを決定する
3) 健康管理をすすめるうえで必要な医学的データ・健康上の情報を収集する
4) スポーツ障害を起こしやすい状態を検出する
5) スポーツによる急性障害および慢性障害を予防する
6) 適切なトレーニングプログラムを提供して不適切なプログラムによる障害を防止する
7) 健康教育を行う機会とする
8) 将来の参照とするための基礎データを収集する

表12-3　内科的メディカルチェックの目的
○運動・スポーツ参加者の突然死の原因となるような異常を発見して予防する
主な突然死の原因：
虚血性心疾患，脳出血，大動脈破裂(中高年)
肥大型心筋症，先天性心疾患(若年者)
○突然死の危険性は低いが運動制限が必要な事態を検出して運動制限をする
○健康や運動パフォーマンスに悪影響をおよぼす可能性のある問題を検出する
気管支喘息，鉄欠乏性貧血など

また潜在性疾患は必ずしもスポーツ中の危険性に直結するわけではないので費用対効果が低いことも留意しなければならない．メディカルチェックは，必要性と限界，費用と効果の両面を考慮して検査項目や判断基準がなされるものである．そのため，すべての運動・スポーツ参加者に考えられるすべての検査を行うものではない．実際にメディカルチェックのすべての項目が実施可能なスポーツ団体，施設，学校，チームは少ないが，全項目を行わなければ意味がないということではなく，状況に合わせて優先度が高く可能な項目を実施して，スポーツ参加者の安全確保と健康管理に役立てることが大切である．

3．内科的メディカルチェック

1）内科的メディカルチェックの目的と概要

内科的メディカルチェックの第1の目的は突然死の原因となるような異常を発見し，運動・スポーツによる不慮の事故を予防することである．また，突然死をきたすほどの重大な問題ではないものの，運動制限が必要な事態を検出し，どの程度の運動なら行ってよいのかを判断することも重要である．さらに，運動制限をするほどの問題ではないものの，健康や運動パフォーマンスに悪影響を及ぼすような内科的な問題を検出して，必要であれば治療することも目的の1つである（表12-3）．

運動・スポーツに関連する事故のうち最も悲惨なものは突然死である．プレー中に突然死を起こしたスカッシュプレーヤー60名の検討の中で，非常に多くの者が何らかの前駆症状としての自覚症状を訴えていたことが報告されている[6]．突然死を起こした60名中，自覚症状があったのは胸痛・狭心痛15名，増強する疲労感12名，消化不良・胸やけ10名，強い息切れ6名，耳あるいは頚部の痛み5名，不快感5名，上気道感染4名，動悸・めまい3名，強い頭痛2名であり，自覚症状がなかったのは5名のみであった．循環器異常を疑わせる前駆症状を訴えていた者が多く，体調

不良を訴えていた者も多いことも注目される．安全にスポーツを行ってい
くうえで，自覚症状の出現に注意していくことは非常に有用なことである．
運動・スポーツ中の突然死の原因は心疾患が多く，脳出血や大動脈破裂も
みられる．心疾患の内訳は，中高年では狭心症や心筋梗塞といった虚血性
心疾患が多いが，若年世代では肥大型心筋症および先天性心疾患が多い．
脳出血や大動脈破裂は，中高年では動脈硬化による者が多いが，若年世代
では先天性の血管異常による者が多い．

　アメリカ心臓病協会は，若年世代の突然死は肥大型心筋症および先天性
心疾患によるものが多いことから，高校生・大学生を中心とした若年アス
リートに対するメディカルチェックとしての心血管系疾患スクリーニン
グのガイドラインを出している[7,8]．このガイドラインでは問診として労
作時の胸痛・胸部不快，労作時の失神や失神前兆，労作時の過度の疲労
感，労作時の息切れ，心雑音の指摘の既往，高血圧の指摘の既往，近親家
族の50歳未満の突然死，近親家族の心疾患の既往，本人の既往の家族に
よる確認，の9項目，身体所見として前胸部の聴診，大腿動脈の触診，マ
ルファン症候群の身体的特徴，血圧測定の4項目をあげている．イタリア
では公式なスポーツ大会に参加する場合には，身体所見，12誘導心電図，
心エコー，運動負荷試験を毎年行うことを法律で定めている．イタリアに
おける若年世代アスリートに対する心血管系メディカルチェックの効果を
調べた報告によれば，メディカルチェックの実施により心疾患による突然
死の発生率が大幅に減少していたことが示されている[9]．日本においては
学校保健安全法や労働安全衛生法による毎年の定期健康診断の検査項目が
スポーツ参加前の内科的メディカルチェックにあたる．

　一般成人の場合には，スポーツ・運動施設に参加するときのメディカル
チェックがある．近年スポーツ施設利用者の高齢化がすすみ，安全対策と
してのメディカルチェックの必要性が高くなっている．スポーツ施設利用
におけるメディカルチェックは内科的メディカルチェックが主で，まず医
師以外の医療者による簡便なスクリーニングを行い，必要な者に医師によ
るメディカルチェックを受けさせるのが一般的である．スポーツ施設側と
しては簡便なスクリーニングおよびメディカルチェックとして，多くの者
を運動・スポーツ禁止とすることをしない立場であることが多い．

　アメリカ心臓病協会（American Heart Association：AHA）とアメリカス
ポーツ医学会（American College of Sports Medicine：ACSM）はすべての
スポーツ・運動施設は新会員に対して心血管系のスクリーニングをすべき
であると勧告している[1]．AHA/ACSMが推奨するスクリーニングでは，
既往歴，症状，その他の健康問題，心血管疾患危険因子の有無を調査する
もので，中高年に多い虚血性心疾患の検出を主としている．すべての施設
利用者にメディカルチェックを行うのではなく，スクリーニングの後に該

当者に内科的メディカルチェックを行うのが費用対効果が高い．AHAの
ガイドラインでは，施設側のスクリーニングに対する施設利用希望者の応
答に関する対応として，既知の心血管疾患がありながら勧められるメディ
カルチェックを受けない者，スクリーニングを拒否する者，スクリーニン
グ結果で勧められるメディカルチェックを受けない者は，施設における運
動・スポーツ参加から除外すべきであるとしている．

　日本臨床スポーツ医学会が推奨する内科的メディカルチェックの基本検
査項目[2]は，医師が最初からメディカルチェックを行う場合やスポーツ施
設でスクリーニングを受けた後に該当者に行うときの検査項目である．こ
の項目は一般の健康診断項目と大きな違いがないが，問題となるのは運動
負荷試験の適応を考えることで，すべての者に運動負荷試験を行うことは
費用対効果や施設，マンパワーの面で完全には対応できない．

　内科的メディカルチェックのすすめ方として，問診票を使用した問診，
医師による医学的な診察，基本検査，必要な場合には心エコー，運動負荷
試験などの特殊検査，運動・スポーツ参加の禁忌・制限となるかどうかの
判定，結果のフィードバックと健康管理，の順に行う．

2）内科的メディカルチェックの実際
（1）問　診
　メディカルチェック前のスクリーニングの有無にかかわらず，問診票を
使用した問診を初期段階で行う．問診は得られる情報が多いので重要な項
目であり，問診票を用いればマンパワーなどの問題もなく比較的容易に実
施できる．基本的な問診票（表12-4）をベースにスポーツ団体やチーム
の状況に合わせた問診票を作成し，その問診票を配布して運動・スポーツ
参加者に記入させて回収することで，多くの健康上の情報を収集すること
が可能である．医学的な診察は医師を確保できない状況では実施できない
が，身長や体重などの身体計測，血圧，心拍（脈拍）数，体温といったバ
イタルサインなどの測定と問診票への記入は可能である．また，基本検査
項目に関しても，運動・スポーツ参加者が所属する職場や学校の定期健康
診断で検査を行っていれば，問診票によって検査データを収集することが
可能である．
（2）医師による診察
　医師が診察して理学所見をとる．胸部聴診により心雑音，不整脈，呼吸
音の異常の有無を確認する．また，視診，触診，打診により栄養状態の把
握，貧血の有無，皮膚の異常の有無，消化器の異常の有無などを確認する．
（3）基本検査（表12-5）
　身長や体重などの身体計測を行う．肥満が高度の場合には高血圧，糖尿
病，脂質異常症といった動脈硬化，虚血性心疾患の危険因子に留意する必

表12-4　内科的メディカルチェックにおける問診票項目

基本情報	年齢，性別，身長，体重(体重変化や減量の有無)，月経， 血圧，心拍数，脈拍数，体温， 生活習慣(喫煙，飲酒，食習慣，睡眠，運動習慣)
現病歴	○治療中あるいは経過観察中の疾患と薬剤使用状況 ・狭心症，心筋梗塞などの虚血性心疾患の有無 ・高血圧，糖尿病，脂質異常症(虚血性心疾患の危険因子) ・喘息などの呼吸器疾患 ・肝障害，腎障害，感染症
既往歴	○これまでかかった疾患と潜在的危険因子の把握 ・先天性の心疾患 ・リウマチ熱，川崎病(弁膜症や虚血性心疾患の危険因子) ・感染症
自覚症状	・胸痛，息切れ，胸部不快 ・動悸，めまい，失神 ・疲労感 ・自覚的コンディション(体調)
家族歴	○近親家族の突然死や心疾患の罹患がないかを確認
検査歴	○定期健康診断での検査結果(異常所見の有無)

表12-5　内科的メディカルチェックにおける基本検査

身体計測	身長，体重
バイタルサイン	血圧，心拍数，脈拍数，体温
血液検査	赤血球数，ヘモグロビン，ヘマトクリット，白血球数
生化学検査	GPT，γ-GTP，総蛋白，総コレステロール，中性脂肪， 尿酸，BUN，クレアチニン，血糖， Fe，フェリチン(貧血が予想されるアスリート)， HBs抗原，HCV抗体，HIV抗体(接触性スポーツ)
尿検査	尿蛋白，尿潜血，尿糖，尿比重
胸部X線検査	・心陰影拡大所見の有無 ・肺野所見の有無
安静時 心電図検査	・不整脈の有無 ・虚血性心疾患の有無 ・心肥大の有無

要がある．血圧，心拍（脈拍）数，体温といったバイタルサインの測定を行う．高血圧，頻脈などの不整脈，体温異常がないか確認する．血液検査および生化学検査を行い，貧血，肝機能異常，脂質異常，高尿酸血症，腎機能異常，糖尿病などの有無を確認する．女性や持久系競技選手など貧血が予想されるアスリートに対してはFe，フェリチンを合わせて測定する．接触性スポーツのアスリートに対しては他の選手への感染を予防するためにもHBs抗原，HCV抗体，HIV抗体を測定することが望ましいが，インフォームドコンセント（十分に説明して理解したうえでの同意）を得ることが必要である．尿検査は蛋白，潜血，糖についてチェックして，腎・尿

路系疾患，糖尿病の有無を確認する．尿比重の測定は脱水の程度の推定に役立つ．胸部X線検査では心臓や肺野の陰影についてチェックし，心拡大所見がないか，肺炎などの肺野異常がないかを確認する．安静時心電図検査では，不整脈の有無やその種類の確認，狭心症や心筋梗塞など虚血性心疾患の有無，高電位差やST-T変化より心肥大の有無を確認する．

（4）特殊検査

運動・スポーツ参加にあたっての医学的検査として運動負荷試験はすべての対象に行うことが望ましいが，費用対効果や施設，マンパワーの面で完全には対応できないため，各種の条件を設け，当てはまる場合に運動負荷試験を行う．日本臨床スポーツ医学会では，安静心電図に異常が認められた例（40歳以上の男性，50歳以上の女性）には運動負荷試験を基本検査として推奨している[2]．運動負荷試験は，自転車エルゴメータによる運動あるいはトレッドミル歩行による運動を行って心血管系に負荷をかけることにより行われる．運動中の血圧および心電図の測定記録を行い，運動による血圧や心拍数の上昇反応，心電図上の虚血性変化や不整脈などの異常の有無，胸痛や胸部違和感などの自覚症状の有無を観察しながら実施する．

心エコー検査は問診にて心疾患が疑われた場合や，基本検査にて心肥大所見，心雑音，心電図異常が認められた場合に実施する．心筋肥厚，弁膜異常，左室拡大の有無などを検証し，器質性心疾患の有無を判定する．若年アスリートの場合には肥大型心筋症がスポーツに関連した突然死の原因として頻度が高く，心エコーは重要な検査である．長身のアスリートにしばしばみられるマルファン症候群では，心血管系の異常が突然死の原因となることがあるため，疑ったら心エコー検査を行う．

（5）運動・スポーツ参加判定

内科的メディカルチェックによる運動・スポーツ参加の禁忌や制限となるかどうかの判定は，不必要な運動制限をさけ，かつ運動・スポーツによる不慮の事故を最大限予防する立場で行う必要がある．そのため判定基準はいくつかの段階に分類される．スポーツ参加・禁止の基準を提言している日本臨床スポーツ医学会学術委員会内科部会勧告[2]では，すべてのスポーツ参加許可，治療の経過によっては参加許可，参加スポーツ種目制限，スポーツ参加禁忌などの段階に分けて判定する基準が示されている．例として，「スポーツ参加・禁止の基準：循環器」において，高血圧症に対して，

1）安静時において収縮期血圧180 mmHg以上，拡張期血圧110 mmHg以上の患者はスポーツ種目ⅢA（ボブスレーなど），ⅢB（ボディービルなど），ⅢC（ボクシングなど）は避ける．

2）臓器（腎，心，眼底など）合併症を有する上記患者では絶対禁忌とする．ただし，ライフスタイルの改善や薬物治療により血圧のコントロールがついた場合には，臓器合併症がない症例に限り許可される．

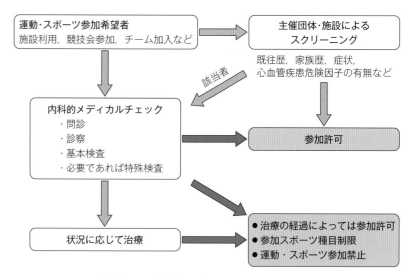

図12-1　内科的メディカルチェックの流れ
スポーツ団体や施設によるスクリーニングでは，突然死の主原因となる心血管疾患の危険因子を中心にチェックする．運動・スポーツ参加禁止の基準は，日本臨床スポーツ医学会が提言しているガイドライン[2]に基づき判定する．

の基準を勧告している．

　内科的メディカルチェックの第1の目的である，運動・スポーツ参加を禁止・制限する障害や疾病を発見するまでの一連の流れを図にまとめた（図12-1）．

　（6）フィードバックと健康管理

　メディカルチェックを行っただけでは，運動・スポーツ参加者やアスリートの健康管理とはならない．メディカルチェックを行った後に，現症（診察結果），検査結果，プロブレムリスト（医学的問題点のリスト）をまとめ，記載する．プロブレムリストの作成が健康管理の第一歩となる．

　メディカルチェックにより得られた医学的情報を整理して，個々の運動・スポーツ参加者やアスリートがもっている医学的な問題点（プロブレム）を列挙し，リストにする．収集した情報からもれのないようにプロブレムを抽出することが必要である．見落とされてリストからもれたプロブレムに対しては対策がとられないことになり，不完全な健康管理になってしまう．複数の症状，理学所見，検査結果を関連づけて1つのプロブレムにまとめる作業は医学的知識と経験が必要である．不確実な場合には個々の症状や検査異常をそのままプロブレムとしてあげる．

　次に，各プロブレムを個別に評価して解決のための計画を立案する．各プロブレムは，Active（問題解決のための対策や治療がただちに必要な問題点），Follow（当面は対策や治療は必要ないが，やがて必要になる可能性があるもの），Inactive（解決ずみの問題点）のいずれかに評価して分類する．Activeなプロブレムに対しては適切な対策，治療を計画して実行す

る．Follow のプロブレムは経過を観察し，Active に変化した際にはただ
ちに対処する．Inactive のプロブレムは既往歴として他のプロブレムを解
決する場合に有用な情報となったり再び Active になったりすることもあ
るので，プロブレムリストに載せておく．スポーツ団体やチームでプロブ
レムリストを管理しておき，1 年ごとといった，定期的なメディカルチェッ
クの資料としても役立てる．

4．整形外科的メディカルチェック

1）整形外科的メディカルチェックの目的と概要

　スポーツは骨，関節，筋，腱などの運動器を介して行われるのでアス
リートやスポーツ愛好家にとって運動器の損傷は頻度が高く，可能な限り
スポーツに伴う運動器損傷（外傷・障害）を予防する必要がある．スポー
ツ整形外科的メディカルチェックの概念が 1985 年に提唱され[10]，以降整
形外科的メディカルチェックは競技スポーツ選手，一般スポーツ選手，市
民スポーツ愛好家，整形外科的疾患をもつ人，それぞれに対して運動器損
傷の予防に欠かせないものとなっている[11]．整形外科的メディカルチェッ
クの目的は，運動器が運動・スポーツ活動をするために十分な機能を果た
しうるかどうかをチェックし，外傷・障害の予防に役立たせるものである．
さらに，トップレベルにある競技スポーツにおいては，整形外科的メディ
カルチェックが競技力向上に結び付くものとなる．整形外科的メディカル
チェックのすすめ方として，問診，四肢・体幹のアライメントチェック，
関節弛緩性テスト，タイトネステスト，運動器（骨，関節，筋，腱）のチェッ
ク，結果のフィードバック，の順に行う．

2）整形外科的メディカルチェックの実際[12]（表12-6）

（1）問　診

　個々がもっている身長，体重，利き腕，利き足といった身体的特徴に加
えて，性別や年齢的要素を加味する．これまでのスポーツ歴，現在のスポー
ツ内容，運動器損傷（外傷・障害）の既往歴および治療歴，現在どのよう
な症状が存在しているかをチェックする．事前に問診票を用いてアスリー
ト自身に記入してもらい，問診にてプロフィール，スポーツ歴，スポーツ
内容，外傷・障害歴を確認する．

（2）四肢・体幹のアライメントチェック

　上肢では左右の carrying angle を測定し内反肘・外反肘などがないか
チェックする．体幹では側弯のチェックに加え，脊椎の前弯・後弯に異常
がないかチェックする．下肢では O 脚・X 脚のチェック，脚長差，足の
形状（扁平足，凹足，外反母趾など）をチェックする．競技特性に応じて

表12-6　整形外科的メディカルチェックの内容

身体的特徴	・年齢，性別，身長，体重(ベスト体重・階級体重) ・利き腕，利き足(軸足・踏み切り足)
スポーツ歴	・幼少期，小・中・高校，大学，社会人，現在まで
スポーツ内容	・種目，ポジション，練習量，練習内容，試合予定
既往歴	・運動器損傷(外傷，障害)の既往歴・治療歴
現在の有症状	・現在の症状，外傷・障害の経過，治療内容
測定・計測	・四肢，体幹のアライメント ・関節弛緩性 ・タイトネス
運動器チェック (整形外科的テスト)	・筋力，筋萎縮 ・関節不安定性 ・外傷，障害歴がある部位 ・現在症状がある部位 ・競技特性や身体的特徴，性別，年齢に応じて
フィードバック	・所見のまとめを記載 ・問題解決のために行うべき項目の列挙 ・トレーニング上のアドバイス ・今後の治療方針

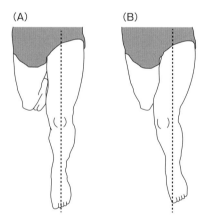

図12-2　下肢の動的アライメント

立位姿勢から片方の下肢を前方へ膝を屈曲させながら一歩踏み出し，反対側の足は上げて離地させる．股，膝(膝蓋骨中央)，足(第2趾)が直線上にあればよいアライメント(A)であるが，膝が内側に入り足が外側になるknee-in toe-out(B)だと膝前十字靭帯損傷などさまざまな運動器損傷の危険因子となる．

下肢の動的アライメント(図12-2)をみて，膝前十字靭帯損傷の危険因子であるknee-in toe-outなどがないかをチェックする．

(3)関節弛緩性テスト(図12-3)

東大式の全身関節弛緩性テストが広く用いられている．肩関節，肘関節，手関節，脊椎，股関節，膝関節，足関節の7関節をチェックする．4関節以上で弛緩性テストが陽性の場合は全身関節弛緩性が高いと判定され，肩関節脱臼，膝前十字靭帯損傷，膝蓋骨脱臼の危険因子となる．

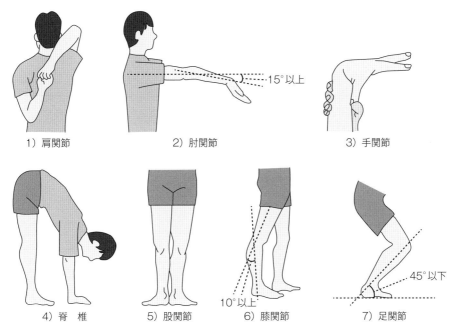

1) 肩関節　　2) 肘関節　　15°以上　　3) 手関節

4) 脊椎　　5) 股関節　　6) 膝関節　10°以上　　7) 足関節　45°以下

図12-3　関節弛緩性テスト（東大式）

関節弛緩性の陽性基準
1) 肩関節：背中で指を組むことができる，2) 肘関節：15°以上過伸展する，3) 手関節：母指が前腕につく，4) 脊椎：前屈して手掌が床につく，5) 股関節：立位で外旋し180°以上開く，6) 膝関節：10°以上過伸展（反張）する，7) 足関節：45°以上背屈できる．
※7関節中4関節以上で関節弛緩性が陽性の場合は全身関節弛緩性が高いと判定される．

（4）タイトネステスト（図12-4）

　筋腱の緊張度をチェックする．成長期の場合は骨の成長が早く筋腱の伸展が追いつかないために，骨格と筋腱柔軟性とのバランスがくずれやすく筋腱の緊張度が高いことが多い．筋腱の緊張度が高い場合にはオスグッド病などの骨端症，膝蓋腱炎などの腱炎，肉離れ（筋断裂），といった運動器損傷の危険因子となる．

（5）運動器のチェック

　医師が筋力，筋萎縮，関節不安定性のチェックを行う．オーバーヘッドスポーツである野球選手やバレーボール選手では，肩周囲筋の筋力低下や筋萎縮を認めることがある．また膝関節の機能異常により大腿四頭筋，特に内側広筋の萎縮が生じて機能回復に時間がかかることも少なくない（図12-5）．このように筋力が低下したり筋肉が細くなり萎縮したりする背景には何らかの病態が潜んでいる場合が多く，精査が必要となる．筋萎縮があるかどうかは視診および上腕周径，前腕周径，大腿周径，下腿周径の左右差で判断する．左右差がある場合，競技特性によるものなのか，何らかの損傷や機能異常によるものなのかの判断も必要となる．

　関節不安定性は特に肩，肘，膝，足関節に関して整形外科的テストを行いチェックする．スポーツ活動により繰り返される外傷やストレスにより

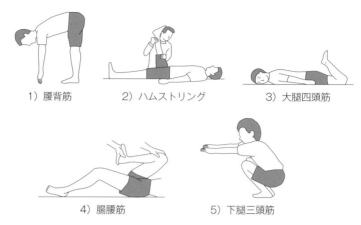

1) 腰背筋　　2) ハムストリング　　3) 大腿四頭筋

4) 腸腰筋　　5) 下腿三頭筋

図12-4　タイトネステスト

1) 腰背筋：ハムストリングの要素も入るが前屈して指先が床につかなければ陽性.
2) ハムストリング：SLRテスト（下肢伸展挙上）で70°以下のときは陽性.
3) 大腿四頭筋：腹臥位で膝を屈曲させて踵が臀部につかなければ陽性.
4) 腸腰筋：トーマステスト（膝かかえ姿勢）で股関節が屈曲して膝が持ち上がれば陽性.
5) 下腿三頭筋：しゃがみこみができない，あるいは踵が床から離れれば陽性.

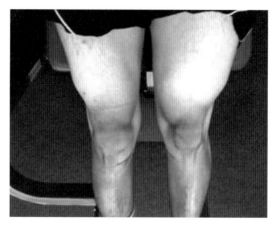

図12-5　右膝内側側副靭帯損傷後の右大腿四頭筋の筋萎縮

この選手は外傷・障害が明らかであったが，潜在的で選手本人が自覚していない膝関節の機能障害や外傷・障害が，大腿四頭筋の筋萎縮となって顕在化することも少なくない．大腿周径の左右差があるなど大腿四頭筋の筋萎縮がある場合には，何らかの病態が潜んでいると考え精査を行う.

関節を安定させる靭帯構造に緩みが生じたり，靭帯損傷が生じたりすると，関節不安定性として現れ競技力が低下する.

　また，外傷・障害歴がある部位，現在症状がある部位に加えて，野球投手に対する肘関節・肩関節のチェックやアメリカンフットボール，ラグビー，レスリング選手に対する頚椎のチェックなど，競技特性や個々の身体的特徴，性別，年齢に応じて，運動器に異常がないか整形外科的テストにてチェックを行う．運動器がスポーツ活動をするために十分な機能を果たしうるかもチェックする.

　さらに詳しいチェックが必要な場合は医療機関を紹介し，医療機関にてレントゲン検査，MRI 検査など各種検査を行う．

（6）フィードバック[13]

　整形外科的メディカルチェックの最後に所見のまとめを行い記載する．問題ありの場合には問題解決のために行うべき項目を列挙する．アライメントチェック，関節弛緩性テスト，タイトネステストなどから得られた，それぞれの競技者の身体特性に応じた運動器損傷予防および競技力向上のためのトレーニング上のアドバイスをその場で行う．治療が必要な場合には治療方針を立て，状況によって医療機関を紹介する．

3）整形外科的メディカルチェックの展望

　スポーツは身体にさまざまな刺激や負荷を与え，その刺激が適切であればよい効果を及ぼすが，負荷が強すぎるまたは不適切であれば運動器損傷（外傷・障害）を引き起こす．2011 年にスポーツ基本法が施行され，近年ではスポーツ活動は一般市民や子ども，中高年者，整形外科的疾患をもつ人も含め，さまざまな背景をもつ者が楽しむ健康志向のものが増えてきた．運動器の耐用性を増すために，個々の運動器の特徴を把握し無理なく安全に機能させるための整形外科的メディカルチェックが不可欠になってきている．アスリートに対しても，現役の選手だけではなく育成段階にある子どものときから現役引退後の生涯にわたってアスリートの健康を守るために[14]，整形外科的メディカルチェックをシーズン前・シーズン後などの時期に定期的に繰り返し行い，運動器の問題点を早期に発見し，問題解決に向けトレーニングなどにより強化を行い，運動器損傷を予防することが求められる．

📖 文　献

1）Balady GJ, Chaitman B, Driscoll D, et al. Recommendations for cardiovascular screening, staffing, and emergency policies at health/fitness facilities. Circulation, 97: 2283-2293, 1998.

2）村山正博．日本臨床スポーツ医学会学術委員会内科部会勧告．日本臨床スポーツ医学会誌，13：260-275，2005．

3）Rice SG. Preparticipation physical evaluations: giving an athlete the go-ahead to play. Consultant, 34: 1129-1144, 1994.

4）Cantwell JD. Preparticipation physical evaluation: getting to the heart of the matter. Med Sci Sports Exerc, 30: S341-S344, 1998.

5）American College of Sports Medicine 編，日本体力医学会体力科学編集委員会監訳．運動処方の指針-運動負荷試験と運動プログラム-．p18，南江堂，2011．

6）Northcote RJ, Flannigan C, Ballantyne D, et al. Sudden death and vigorous exercise - a study of 60 deaths associated with squash. Br Heart J, 55: 198-203, 1986.

7）Maron BJ, Thompson PD, Puffer JC, et al. Cardiovascular preparticipation screening of competitive athletes. Circulation, 94: 850–856, 1996.

8）Glover DW, Maron BJ. Profile of preparticipation cardiovascular screening for high school athletes. JAMA, 279: 1817–1819, 1998.

9）Corrado D, Basso C, Schiavon M, et al. Pre-participation screening of young competitive athletes for prevention of sudden cardiac death. J Am Coll Cardiol, 52: 1981–1989, 2008.

10）中嶋寛之．スポーツ整形外科的メディカルチェック．臨床スポーツ医学，2：735–740，1985．

11）中嶋寛之．運動のためのメディカルチェック-整形外科系-，pp80–85．日本体育協会指導者育成専門委員会スポーツドクター部会監修，スポーツ医学研修ハンドブック 基本科目．文光堂，2004．

12）今井一博．整形外科的メディカルチェック，pp40–42．福林　徹監修，東洋療法学校協会スポーツ東洋療法研究委員会編著，鍼灸マッサージ師のためのスポーツ東洋療法．医道の日本社，2018．

13）増島　篤．スポーツ整形外科的メディカルチェック，pp213–218．日本体育協会指導者育成専門委員会アスレティックトレーナー部会監修，福林　徹編，公認アスレティックトレーナー専門科目テキスト3 運動器の解剖とスポーツ外傷・障害の基礎知識．文光堂，2007．

14）今井一博，福井尚志．競技者に対するスポーツ医学の役割-競技者の健康を生涯守るために-．体力科学，66：323–333，2017．

13章　身体運動の疫学研究

1．疫学という用語と身体運動科学での役割

　「疫学」という言葉にどのような印象をもつだろうか．「伝染病にかかわる研究だからあまり関係ない」「数学や統計をたくさん使う難しそうな学問」「データを集計するだけの学問」などと印象をもつ人もいるだろう．「まったくイメージがつかない，知らない」という人もいるかもしれない．身体運動科学を専攻する人にとって「疫学」の認知度や理解度が高くないのも無理はない．疫学を掲げる授業を開講している大学も，それを専門とする教員も少ないからである．疫学は現時点で身体運動科学に浸透し，十分に根付いているとは言い難い．むしろ，マイナーな領域といって差し支えない．

　「疫学」という言葉から想像すると身体運動科学に関係なさそうに思えるが，実はそうではない．疫学は身体運動科学に実にかかわりが深い．意外かもしれないが，疫学はスポーツ，部活動，体育授業，健康指導などの現場で生じるさまざまな課題を解決し，広く役立てることに一躍買っている．たとえば，運動が心臓病や糖尿病を予防することを実証したのは疫学の成果である[1,2]．運動と心臓病に関する研究[1]はコホート研究，運動と糖尿病に関する研究[2]ではランダム化比較試験（randomized controlled trial：RCT）という疫学的な研究手法が使われている．

　最近ではこれら個々の研究成果を集約・統合し，社会一般への推奨につなげる動きも盛んである．いわゆるガイドラインと呼ばれる文書である．わが国における身体運動科学に関係が深いガイドラインの1つに，厚生労働省による「健康づくりのための身体活動基準2013」[3]がある．このガイドラインでは，日本人成人が健康を保持・増進するためにどの程度の運動・身体活動をすべきかを提示している．このガイドラインでは，疫学研究の成果を系統的総説およびメタ解析という研究手法により集約し，その結果に基づいて推奨が作られている．日本スポーツ協会（旧・日本体育協会）による「アクティブチャイルド60 min」や「熱中症予防運動指針」，スポーツ庁による「運動部活動の在り方に関する総合的なガイドライン」にも，その科学的基盤として疫学研究が使われている．このように，身体運動科学において疫学が貢献している事例は少なくない．

▍2．身体運動科学における疫学の定義と特徴

　日本疫学会が監修する入門書「はじめて学ぶやさしい疫学」[4]によると，疫学は「明確に規定された人間集団の中で出現する健康関連のいろいろな事象の頻度と分布およびそれらに影響を与える要因を明らかにして，健康関連の諸問題に対する有効な対策樹立に役立てるための科学」と定義されている．これを身体運動科学の文脈で考えると，「明確に規定された人間集団」とは，子ども（乳幼児，児童，生徒），成人，高齢者，病気や障がいのある人など身体運動にかかわるすべての人集団である．「健康関連のいろいろな事象」とは，病気の予防やスポーツ障害などの健康にかかわる事象に限らず，競技成績，パフォーマンス，オリンピックでのメダル獲得，生活の質の向上，たくましい心，生きる力，やり抜く力，幸せなど，身体運動を通じて達成したい，または避けたい事柄すべてを指す．それらに関連する要因を明らかにし，健康運動指導，トレーニング，コーチング，体育授業などに活かすということである．疫学研究には，身体運動科学における他領域と一線を画すいくつかの特徴がある．

1）集団を対象とする

　疫学研究では個ではなく原則として集団を対象とする．ここでの集団とはたいてい人間の集団である．ときに都道府県，市町村，地域，学校，家族などを個の単位とし，それらの複数の集まりとしての集団をいう場合もある．この集団の数は多いほうがよい．数が多いほうがよい理由は，個人差からの解放にある．たとえば，スポーツ教育に特化した幼稚園で育った児童は，後にオリンピックでメダルを取りやすいかどうかを検証したいとしよう．そもそも，スポーツ教育に特化した幼稚園に通っていたかどうかにかかわらず，オリンピックでメダルをとる日本人はきわめて稀である．スポーツ教育に特化した幼稚園の他に，遺伝的素因，親の経済力，卒園後の運動・トレーニング環境，優れた指導者との出会いなど，さまざまな要因がメダルをとることに影響するであろう．

　このように，結果が生じるか否かに個人差が大きく，1つの要因の影響が小さい場合（そういうケースがほとんど）には，少数の極端な例に頼るのではなく，多人数を集めて一般論を導く必要がある．性質の似通った多くの人を対象とすることで，個人差を打ち消し，次に似通った性質をもつ人や集団に遭遇した際によりよい解決策を提示できる．つまり，疫学はより多くの人にあった解決法を提案する学問といえる．

2）因果関係を追求する

　疫学では因果関係を追求することに主眼を置く．ここでの因果関係とは，

表13-1　Hillによる因果関係の判定基準（Hill，1965[5]）

名　称	説　明
1. 関連の強さ★ strength of the association	相関係数，オッズ比，リスク比など関連を示す指標の数値が大きいこと．統計的有意性とは無関係．
2. 一貫性★ consistency	国，地域，人種，性，年齢，時代などさまざまな条件での研究結果が一貫していること．
3. 特異性 specificity	特定の原因からのみ特定の結果が生じるような，原因と結果に1対1の関係があること．現実にはそのような状況はあまりなく，さほど重視されていない．
4. 時間的先行性★ temporality	原因が結果に先立って存在していること．これは因果関係の基本原理で，現在でも重要視されている．
5. 用量反応性★ dose-response association	原因の量や強さが大きくなれば，結果が生じやすくなったり，生じにくくなったりする関係．
6. 妥当性 plausibility	当該分野の学術的背景からみてもっともらしいこと．
7. 整合性 coherence	既存の知見と矛盾しないこと．
8. 実験的研究★ experimental investigation	原因と結果の関連性を実験的な研究が支持していること．実験的な研究とはランダム化比較試験という研究手法を指す．
9. 類似性 analogy	他にも類似した関連を示す例があること．

★：身体運動科学で特に重要と考えられる基準．

　ある事象とある事象が原因と結果の関係にあることを指す．因果関係があるならば，その原因を増減することで望む方向に結果を制御できるはずである．増減できない場合（たとえば遺伝的素因など）も，望む結果を得やすい集団や逆に得にくい集団を同定することに役立つ．英国の統計学者であるSir Austin Bradford Hillは1965年に，ある事象と他の事象の関係が相関関係なのか因果関係なのかの判断に役立つ9つの条件（Hillの基準，表13-1）を提案した[5]．それらを1つひとつ簡潔に解説したい．

　「関連の強さ」は，関連を示す指標の数値が大きいことを指す．関連を示す指標とは相関係数，オッズ比，リスク比などの統計指標である．「一貫性」は，国，地域，人種，性，年齢，時代などさまざまな条件での研究結果が一貫していることをいう．「特異性」とは，特定の原因からのみ特定の結果が生じるような，原因と結果に特異的な関係にあることを指す．現実にはそのような状況はあまりなく，現在はさほど重視されていない．「時間的先行性」は，原因が結果に先立って存在しており，両者に時間的なずれがあることを示す．これは因果関係の基本原理といえる．「用量反応性」とは，原因の量や強さが大きくなれば，結果が生じやすくなったり，生じにくくなったりする関係をいう．「妥当性」とは，現在の当該分野の学術的背景からみてもっともらしいことを指す．「整合性」とは，既存の

知見と矛盾しないことをいう．「実験的研究」とは，原因と結果の関連性を実験的な研究が支持していることをいう．ここでの実験的な研究とはランダム化比較試験という研究手法を指す．「類似性」とは，他にも類似した関連を示す例があることをいう．

　因果関係を主張するのに，必ずしもこれら9つの基準をすべて満たす必要はない．各基準の重要性も異なる．これは私見であるが，身体運動科学の文脈において特に重要と考えられるのは，「関連の強さ」「一貫性」「時間的先行性」「用量反応性」「実験的研究」の5つである．後述する疫学研究の型（デザイン）では，これら特に重要な基準を満たすほど，科学的根拠の確からしさが高いといえる．

3）機序解明を必ずしも追求しない

　疫学研究では，極端にいえば因果関係の間にある機序（メカニズム）を明らかにする手順は後回しでよいと考える．決して機序解明を追求する基礎研究が不要と主張しているわけではない．むしろ，より精緻な対策を構築するのに重要である．あくまで機序の全容解明を待つより，現場に即した解決法を速やかに提案することを優先する立場をとるということである．

　この考え方を象徴する逸話として，高木兼寛による海軍における脚気撲滅の功績が有名である．高木は東京慈恵会医科大学の前身となる医学校を設立するなど，明治中期に活躍した軍医である．その当時，海軍の航海中に脚気が大流行していた．脚気は前身の倦怠感や食欲不振，手足のしびれを引き起こし，当時は死に至る例も少なくなかった．高木は脚気の原因が細菌やウイルスではなく，食事にあると推測し，1885年に白米中心から麦飯やパンを中心とした航海をさせた．その結果，航海中に脚気患者は激減し，死亡者を1人も出さずに済んだという．脚気の原因はビタミンB_1の欠乏によるが，鈴木梅太郎がビタミンB_1を発見したのは1912年であり，高木の活躍はその27年も前のことであった．

　この高木の逸話は，機序の解明を待たずして対策を樹立し，多くの人の命を救った疫学の功績を示す典型例である．一方で，機序を解明すること（ここではビタミンB_1の発見）で，ビタミンB_1を多く含む食品をより効率的に航海中の食事に含めることができる．または，ビタミンB_1を含むサプリメントで済むかもしれない．このように，因果関係を明らかにしたうえで，さらに機序解明が進むことで，より具体的かつ有効な対策の確立につながる．疫学による因果関係の証明と基礎研究による機序解明の両方が重要といえる．

表13-2　疫学研究の「型」の分類と目的

大分類	小分類	研究の型・デザイン	対象の単位	目　的
観察研究	記述研究	1.　事例報告 case study	個　人	仮説を作る
		2.　事例集積 case series		
		3.　記述疫学研究 descriptive study		
	分析研究	4.　生態学的研究 ecological study	グループ	
		5.　横断研究 cross-sectional study	個　人	仮説を分析する
		6.　症例対照研究 case-control study		
		7.　コホート研究 cohort study		
介入研究		8.　単群試験 one-arm／pre-post trial	個　人	仮説を検証する
		9.　非ランダム化比較試験 non-RCT		
		10.　並行群間RCT parallel-group RCT		
		11.　クロスオーバーRCT crossover RCT		
		12.　クラスターRCT cluster RCT	グループ	
統合研究		13.　叙述的総説 narrative review	論　文	知見を統合する
		14.　系統的総説 systematic review		
		15.　メタ解析 meta-analysis		
		16.　ガイドライン作成 guideline formation	論文・総説	推奨を作成する

RCT：ランダム化比較試験（randomized controlled trial）

3．疫学研究の型

　疫学研究にはさまざまな「型」（研究デザインとも呼ぶ）がある（**表13-2**）．それらには科学的根拠としての価値に序列がある．**表13-2** の研究の型・デザインの列において数字が大きくなるほど科学的根拠として価値が高い傾向にある．これをエビデンスレベルと呼ぶ．どの型を使ったかにより，因果関係に迫る程度が異なるということである．研究の型は観察研究，介入研究，統合研究に大別できる．観察研究はさらに記述研究と分析研究に分けられる．

　一般に，既存研究を精査したうえでエビデンスレベルが低い研究から，高い研究へと段階的に進めることが多い．エビデンスレベルが低い研究が，

高い研究の土台となることが多いからである．しかし，すべての研究テーマでエビデンスレベルの順に研究を進めていくとは限らない．テーマによっては介入研究が実施困難で観察研究までしかできないことがある．逆に，社会実装を目的とする研究などでは，介入研究から始める場合もある．

本節では身体運動科学に適用しやすい研究の型をいくつか選び，それらの目的，特徴，長所，短所について例を交えつつ簡潔に説明する．折に触れて，疫学研究で特に留意すべきいくつかのバイアスについても概説する．

1）観察研究

個人や集団を単位とした研究で，興味ある事象を測定，評価した研究のうち，介入を伴わない研究を観察研究と呼ぶ．ここでの介入とは，原因と想定する事象を人為的に増減することをいう．観察研究には事象の分布や頻度，経過を調べることを目的とした記述研究と，事象と事象の関連を探る分析研究がある．記述研究には事例報告や事例集積，記述疫学研究があり，分析研究には生態学的研究や横断研究，症例対照研究，コホート研究がある．症例対照研究とコホート研究は横断研究に対して縦断研究に分類される．

（1）現状を把握する記述疫学研究

記述疫学研究は興味ある事象の頻度や分布を明らかにする研究である．著者らによる大学生の体力推移を 50 年以上にわたって記述した研究（図 13-1）や，米国における競馬騎手の身体部位別の外傷分布を記述した研究（図 13-2）[6] が身体運動科学における好例である．記述疫学研究は因果関係に迫ることではなく，分布や頻度，経過を把握することを目的としている．そのため，標本集団を抽出する際の代表性が重要となる．仮に偏った集団を抽出してしまったら，真実とは大きくかけ離れた結果となってしまう．このように標本抽出の偏りにより結果が歪められてしまうことを，選択バイアスと呼ぶ．記述疫学研究に限らず，他の研究の型においても留意すべき重大なバイアスの 1 つである．記述疫学研究は華やかではないが，後続の研究の土台となるきわめて重要な研究といえる．

（2）集団を単位とした生態学的研究

生態学的研究は，国，地域，学校，病院，授業などグループを単位とし，事象と事象との関連を調べる研究である．地域を単位とすることが多いため，地域相関研究とも呼ばれる．2017 年に米国の研究チームが Nature 誌に発表した研究[7] により，スマートフォンで計測した歩数の国内格差（ジニ係数で表される）と肥満の割合が関連することが，国を単位とした分析により明らかとなった（図 13-3）．これは生態学的研究の好例である．集団を単位としたデータは行政情報等により公開されていることが多く，容易に実施できる点は長所といえる．一方で，必ずしも情報が反映する時

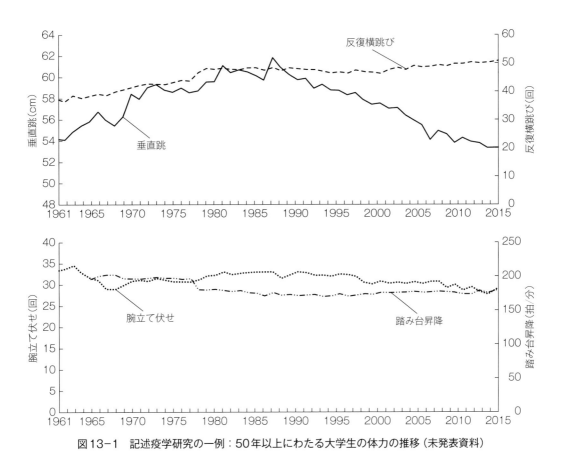

図13-1　記述疫学研究の一例：50年以上にわたる大学生の体力の推移（未発表資料）

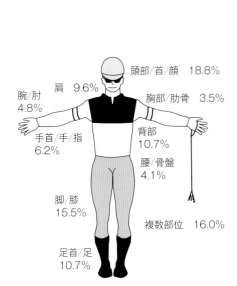

図13-2　記述疫学研究の一例：競馬騎手における騎乗中の負傷部位の分布（Wallerら，2000[6]より作図）

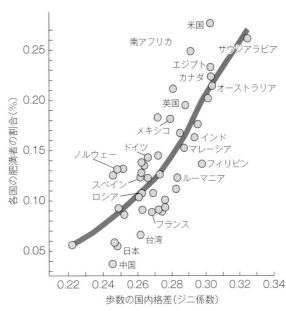

図13-3　生態学的研究の一例：国ごとの歩数格差と肥満の保有割合の関連（Althoffら，2017[7]より作図）

期が原因と結果で一致しない，集団の構成員が必ずしも同一ではないなど，科学的厳密性が高くないことが短所の1つである．生態学的研究により集団レベルで観察される関連が，個人レベルでは成立しないことがある．これを生態学的誤謬（ecological fallacy）という．結果を解釈する際には注意が必要である．

（3）仮説をつくる横断研究

横断研究は，原因と結果を同じタイミングで調査・測定し，両者の関連の方向性や強さを調べる研究である．生態学的研究と違い，個人を分析の単位とする．対象者を追跡する必要はなく，1回の調査で済むことから，簡便かつ低コストでデータ収集できる点が長所である．一方で，同時期に原因と結果を調査することから，Hillの基準[5]における「時間的先行性」を満たせないため，横断研究から因果関係を推し量ることは難しい．どちらが原因でどちらが結果なのか，データから判断できないということである．仮に横断研究により運動する人ほど肥満でないという関係が観察されたとしよう．この場合，運動しているから肥満になりにくいとも，肥満で体重が重くて運動できないとも解釈できる．反対に，運動する人ほど肥満であるという関係が観察されたとしよう．この場合は，運動すると肥満になりやすいとも，肥満であるから医師に指導され，運動するようになったとも解釈できる．このように原因と結果が逆転している状態を「因果の逆転（reverse causation）」と呼ぶ．横断研究は因果関係に言及できない短所はあるものの，特に新規性の高いテーマにおいて，よりエビデンスレベルの高い研究に進む前の最初の一歩に位置付けられる．

一方で，横断研究でも因果関係に迫ることができるケースもある．それは，原因と位置付ける事象が変化しにくく，長期にわたり影響を与える場合である．その好例が遺伝的素因や，過去の逆境体験，生育環境，居住環境，社会経済要因（教育歴や収入など）などである．

（4）因果関係に迫るコホート研究

コホート研究は，特定の集団を一定期間にわたって追跡し，追跡開始時に調査・測定した原因と考えられる事象と，追跡終了時点までに観察する結果と考えられる事象の関連を分析する研究である．特定の集団とは，追跡開始時に結果と考えられる事象を有していない集団をいう．たとえば，運動部活動へ加入することが肥満の予防につながるかどうかを検証したいとする．この際，追跡開始時点で結果と想定する肥満でない人を対象とする必要がある．すでに肥満の人が追跡集団に存在すると，新たに肥満になったという事象が生じえない人が含まれてしまう．次に，運動部活動に加入しているか否かを調査し，その後の一定期間（たとえば，中学校の3年間など）にわたって追跡し，肥満であるか否かを観察する．最後に，運動部活動と肥満との関連を分析する．

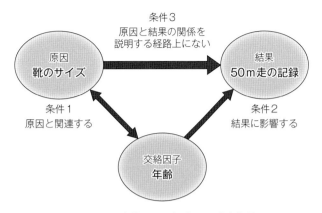

図13-4　交絡因子の概念図と成立条件

　コホート研究では，原因が結果より先に存在するという Hill の基準[5]における「時間的先行性」が満たされることから，因果の逆転が起こりにくく（まったく起こらないわけではない），因果関係を推論する確信度は高くなる．一方で，運動部活動へ加入するか否かは個人の意思であり，その選択には多数の要因が絡んでくる．その要因のいくつかは結果となる肥満とも関係するかもしれない．たとえば，運動が好きか否か，家庭環境，経済状況，性別などである．このように原因と結果の関係を歪めうる第3の事象のことを交絡因子と呼ぶ．交絡因子の影響で，本当は関連がないのに関連があるようにみえてしまう現象を交絡バイアスと呼ぶ．

　交絡因子には3つの成立条件がある．第1に原因と関連すること，第2に結果に影響を及ぼすこと，第3に原因と結果の間の経路に位置していないことである（図13-4）．たとえば，小学生の靴のサイズと50 m走の記録に関連が認められたとする．この関連において年齢は明らかな交絡となる．まず，年齢が高くなるほど靴のサイズが大きくなるという関連がある．年齢が上がるほど50 m走の記録も上がるであろう．年齢は靴のサイズが50 m走の記録に影響する経路の上には乗っているとは考えにくい．この場合，条件を満たしている年齢は交絡因子といえる．身体運動科学の人集団を対象にして因果関係を追求する場合，既知，未知にかかわらず多数の交絡因子があると考えたほうが無難である．

　追跡開始時点でこれらの交絡因子を漏れなく調査・測定していれば，層別化や多変量解析などの統計モデルによりその影響を弱めることができる．未知の交絡因子や，調査・測定していない交絡因子がある場合は，原因と結果の因果関係を追求する確信度は低くなる．研究計画の段階で，現場経験や先行研究などから交絡因子となりうる事象を把握し，測定しておくことが重要である．「疫学研究は交絡との闘い」といわれるほど，特に留意すべきバイアスの1つである．横断研究や後述する介入研究において

も交絡バイアスの影響は大きいため，適切に制御する必要がある．コホート研究は観察研究の中では最もエビデンスレベルが高い型であり，疫学研究の王道といわれる．しかし，交絡因子の影響を完全に除くことは難しく，因果関係を証明するには至らない．

2）介入研究

　介入研究は，原因と考えられる事象を研究者側の意思で増減させ，結果と想定される事象の変化を観察する手法である．介入研究は比較対照群の有無と群の振り分け方法により，単群試験，非ランダム化比較試験，RCTに分けられる．単群試験では設ける群は1つで，比較対照を置かない．非ランダム化比較試験では対照群を含む複数の群を設けるが，ランダム（無作為）でない方法で群をわける．RCTでは対照群を含む複数の群をおき，ランダムに群を振り分ける．RCTには，主に並行群間RCT，クロスオーバーRCT，クラスターRCTがある．以下に各研究デザインについて簡潔に説明する．なお，研究テーマによっては介入研究が倫理的に不可能な場合がある．すでに十分な科学的根拠によって有害性が支持されている場合である．たとえば，非喫煙者に対する喫煙介入や，フレイル高齢者に対するベッドレスト実験，糖尿病を患う肥満者に対する過食実験などである．介入研究が実施不可能な研究テーマにおいては，コホート研究が単独の研究としては最もエビデンスレベルが高いと判断される．

（1）問題点の多い単群試験

　特定の集団に対して原因と考えられる事象を増減（介入）することで，結果と考えられる事象の変化を観察する手法である．たとえば，あるクラスの小学3年生に，新たに開発した特別な体育授業を1学期間にわたって実施し，その前後で知能が向上したとする．この結果をもって特別な体育授業と知能との因果関係を主張できるだろうか．答えはもちろん否である．なぜなら，この介入とは別の要因が多数入り込んでおり，観察された変化が介入によるものと断定できないからである．

　単群試験にはさまざまな問題点がある（表13-3）．第1にプラセボ効果が考えられる．その特別な体育授業に効果があると思い込むだけで，実際に結果がよくなることがある．薬の効き目を調べる研究にて，実際には有効成分が含まれていないのに，効く薬であると思い込むだけで本当に効いてしまうという現象が観察された．そこからプラセボ（偽薬）効果と呼ばれるようになった．第2にホーソン効果があげられる．研究に参加し，他者に観察されていることで，意識的または無意識的に頑張ってしまい，好ましい結果が得られることがある．ホーソン効果は米国シカゴ郊外における大規模な電話機器工場（ホーソン工場）にて，物理環境と作業能率の関係を調べる一連の研究の中でみつかった．第3に学習効果がある．知能

表13-3　単群試験の問題点とその対処

名　称	説　明	生じやすい条件	対　処
1. プラセボ効果(シャム効果) placebo effect/ sham effect	介入に効果があると思い込むことで, 効果が生じること.	その介入に効果があるという知識(認識).	対照群または対照試行の設定, 盲検化.
2. ホーソン効果(観察者効果) hawthorne effect/ observer effect	見られていることで, 意識的または無意識的に頑張ってしまい, 好ましい効果が生じること.	研究に参加し, 介入, 調査により観察されているという認識.	対照群または対照試行の設定.
3. 学習効果(慣れや成就の効果) learning effect	測定を重ねることで測定自体に慣れ, 上手になることで生じる見かけ上の好ましい効果.	記憶課題やスキル課題など. スキル要素の強い体力テストも同様.	予備実験にて学習曲線と平衡状態の把握. 対照群または対照試行の設定.
4. 自然変化 natural changes	日内変動, 季節変動, 月経周期, 自然治癒, 成長, 老化などにより, 測定値が変化すること.	自然変化しうる評価指標すべて.	自然変化の有無と程度を事前に把握する. 対照群または対照試行を設定.
5. 平均への回帰(平均収束効果) regression to the mean	測定値が偶然高かったり, 低かったりした集団のみに着目した際に, 次に測った結果が集団として母平均に近づくこと.	偏った標本抽出と信頼性(再現性)の低い評価項目.	処置や介入の前後でそれぞれ複数回測定. 対照群または対照試行の設定.

検査を授業前と後で受けることで検査自体に慣れや適応が生じ, 本当は知能に変化がなくても, 見かけ上よい結果となることがあり, 単なる学習効果を授業の効果と見誤っている恐れがある. 第4に自然変化の影響もある. 授業期間の数カ月に, 成長により知能が向上したのかもしれない. 成長だけでなく自然治癒, 老化なども自然変化の好例である. 第5に平均への回帰が考えられる. これは, たまたま値が高かった人が, 授業の効果がなかったとしても, 授業期間後には低い値を示す(平均に回帰していく)ことがある. 再現性が高くない検査法を用いた場合に特に生じやすい統計学的な現象である. このように単群試験にはさまざまな問題点があり, 介入効果や因果関係を示すことは困難である. 因果関係に迫るには, 比較対照となる集団をおく必要がある.

(2)仮説を検証する非ランダム化比較試験・証明するランダム化比較試験

特定の集団に対して, 原因と考えられる事象を増減(介入)する群と, 介入しない群を設け, 結果と考えられる事象の変化を群間で比較する研究である. 対象者をランダム(無作為)ではなく, 恣意的あるいはランダムでない方法で複数群に振り分ける研究を非ランダム化比較試験と呼ぶ. 逆に, ランダムに振り分ける研究をRCTと呼ぶ.

先ほどの小学3年生を対象にした, 特別な体育授業と知能の研究を再度例にとる. Aクラスは特別な体育授業を, Bクラスは普通の体育授業を受けたとする. この場合, 実験的介入である特別な体育授業を受けたAクラスが介入群, 普通の体育授業を受けたBクラスが対照群となる. その後, 知能への効果を比較することで特別な体育授業が有効であることを証明できるだろうか. 残念ながら証明するには至らない. 知能への効果に影響しうる小学生の背景要因が異なる可能性が高く, これらが結果に影響する可

能性がある．これは前述した交絡バイアスである．たとえば，クラスにより学習の進み具合いや元々の知能水準，児童の成長の程度にも差があるかもしれない．つまり，介入効果を正しく検証するには，介入以外の条件を群間ですべて揃え，フェアに比較しなければならない．

　その点 RCT ではランダムに群を分けることから，理論上は背景要因が揃った同質の集団を複数もうけられる．非ランダム化比較試験でも，原因と結果の間にあるすべての交絡因子が測定され，統計学的に制御可能ならば，因果関係の証明に近づくことになるが，実際には交絡因子の完璧な制御は難しい．RCT によるランダムな群分けでは，測定されているか否か，未知か否かにかかわらず，理論的にはあらゆる背景要因が群間で同等に振り分けられることになる．介入か対照かの違いによってのみ結果の違いが生じるため，フェアに比較できる．RCT は因果関係を証明できる唯一の研究デザインといわれている．

（3）ランダム化比較試験の特殊な型

　一般に RCT というと並行群間 RCT を指す．介入群と対照群を設定し，同一時期・タイミングにおいて一方には実験的介入を，他方には比較対照となる介入を施す形式である．それ以外にクロスオーバーRCT という研究の型もある．クロスオーバーRCT では，一方には介入を他方には対照とする期間を経たあと，一定期間を開けて介入と対照を入れ替える．クロスオーバーRCT では，対象者数が少なくても統計学的に差を見出しやすくなる利点がある．一方で，適用できる事例が限られるという欠点がある．結果に相当する事象が短期間で変化し，かつ介入が終われば元の水準に戻る性質をもつ必要がある．もし元の水準に戻らなければ，最初に施した介入の効果が残存し，後ろの介入または対照の効果に干渉してしまう．これを持ち越し効果と呼ぶ．運動生理学実験の多くが，このクロスオーバーRCT を採用している．一過性運動の効果，サプリメントやスポーツドリンクの単回摂取の効果を検証する研究もこの型である．

　個人を対象とせず，生態学的研究と同じように集団を単位とした RCT もある．これをクラスターRCT と呼ぶ．クラスターとはかたまりのことである．たとえば，10 の幼稚園に協力を仰ぎ，そのうちのランダムに選んだ 5 園には朝のジョギング活動を，残りの 5 園には朝のストレッチ活動を導入し，冬季における園児の欠席率を比較するような研究である．個人を単位に介入と対照に振り分けることが難しい場合に有効な研究デザインとなる．

3）統合研究

　個々の研究だけでは，現場に適用できる結論を導くことは難しい．Hill の基準[5] に則ると，因果関係を推し量るのに「一貫性」が重要とされる．

ここでの一貫性とは国, 地域, 人種, 性, 年齢, 時代などさまざまな条件での研究結果が一貫していることをいう. 質の高い個々の研究が多く集まってきたら, それらを集約・統合し, より広い見地での一般的な主張を導き, 知見を強固にできる. これを統合研究と呼ぶ. 統合研究には総説とガイドライン作成に大別できる. 総説には叙述的総説と系統的総説がある. 系統的総説において個々の研究結果を数量的に集約する手続きを特にメタ解析と呼ぶ.

（1）知見を集めて整理する叙述的総説・系統的総説・メタ解析

　叙述的総説とは, エキスパートが特定のトピックについて, 研究結果をまとめ, 現状でわかっていること, わかっていないこと, これから優先的に研究すべきこと, などを議論する研究（論文）である. 研究者個人が本人の経験・主観に基づいて総説に含める論文を選定し, 取り上げる結果を取捨選択しながら, ときに自身の論文を引用しながら論を進める. 経験豊富なエキスパートによる洞察が含まれ, 深みのある論文となることも多い. 一方で, 重要な論文の漏れがあったり, 著者らの論文が多く引用されていたり, 議論に偏りがあることも少なくない. つまり, 網羅性や公平性, 再現性, 透明性が高くないといえる. 以前は総説といえば, ほぼすべてが叙述的総説であった. 2000 年以降は系統的総説の件数が指数関数的に増え, 現在では圧倒的に系統的総説のほうが多くなっている.

　系統的総説では, 特定の研究疑問について網羅的に文献を検索し, 定められた基準に則って文献を選定し, 結果を数量的に集約することで, より具体的で偏りのない結論を得る. 使用した文献データベース, 検索したキーワードや検索式, 検索対象時期, 検索結果から論文を選定する方法, 各論文からの結果の抽出, 結果を統合した方法などを明確かつ事前に規定する. こうすることで, 叙述的総説の短所であった網羅性や透明性, 再現性を担保できる. 特に再現性は科学（論文）の根本であり, その点で系統的総説は叙述的総説よりも科学性に優れるといえる. 系統的総説は, ガイドラインを作成する際の基礎資料として利用される.

　メタ解析は系統的総説における知見の数量的に統合する手続きをさす. 一般的な手続きとしては, 系統的総説に含めた研究の中で介入効果や観察研究における関連性を示す指標を研究間で揃え, 研究の人数等を考慮してその指標の代表値を算出する. 各研究の結果と統合した結果を, フォレストプロットと呼ばれる一覧図（図 13-5）にすることが多い. 図 13-5 では, 高度がコンタクトスポーツにおける脳震盪の発生と関連するか否かを, メタ解析により数量的に集約している[8]. 検索・選定された研究間の結果の一貫性が低い（異質性が高い）など, 数量的に統合することが適切でない状況もある. その場合は系統的総説での成果を一覧表に整理するのみで, メタ解析により数量的に統合しないこともある.

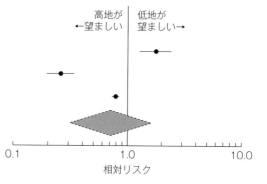

文献(著者，発行年)	相対リスク(95%信頼区間)
Lynallら，2016	1.77(1.28-2.45)
Myerら，2014	0.26(0.19-0.34)
Smithら，2013	0.78(0.73-0.84)
統合した結果	0.71(0.31-1.64)

図13-5　メタ解析の一例：コンタクトスポーツにおける脳震盪と高度の関連（ZavorskyとSmoliga，2016[8] より作図）

　系統的総説の留意点の1つに出版バイアスがある．出版バイアスとは，肯定的な結果を報告する研究が，否定的な研究より学術雑誌に掲載されやすい傾向により生じる情報公開の不均衡に基づき，特に系統的総説の結果が歪められることをいう．期待に反して否定的な結果がでた際に，研究チームがその論文を投稿しない判断をする傾向があること，仮に投稿されても学術雑誌がその論文を採択しにくいことが，出版バイアスが起こりうる理由である．系統的総説は世界で行われた同じテーマの研究のうち，肯定的なものも否定的なものも含めて広く集めて，その代表値として効果や関連性の指標を統合して初めてその目的を達成できる．もし，公表されている文献集団に偏りがあった場合には，一定の基準を設けて文献を検索・選定したとしてもその偏りの影響を受ける．極端な話をすれば，ある研究テーマについて世界中で100件の研究が行われ，そのうち95件が否定的，残りの5件が肯定的な結果を示したとする．否定的な結果が得られた95件すべてが研究チームや雑誌の判断で出版に至らず，逆に肯定的な5件はすべて公表されたとする．その場合，本来は100件の代表値は明らかに否定的な位置にあるにもかかわらず，肯定的な結果と結論されてしまう．極端な出版バイアスが生じていれば，本当は効果のないものでもすべて効果ありという結論に至るリスクを孕んでいる．

　出版バイアスが示唆される場合は，結論を慎重に解釈すべきであろう．根本的な対策として，計画・実施した研究はすべて論文として投稿するという各研究者のふるまいが，結果的に出版バイアスを減らすことにつながる．雑誌側においても，倫理的でよく計画された研究は，結果の方向性（肯定的か否定的か）や，その有意性の如何にかかわらず，出版するというポリシーをもつ雑誌も出てきている．

（2）推奨メッセージをつくるガイドライン作成

　ここでのガイドラインとは，特定の集団に対して，利益や不利益のバランスを考慮したうえで，ある介入を勧められるか否かを記した文書のこと

である．臨床医学で発展してきた歴史があり，診療ガイドラインともいわれる．現在では臨床医学に留まらず，運動・スポーツを含む予防的介入や医学系以外の領域にも広がりをみせている．身体運動科学においては，冒頭で紹介した厚生労働省による「健康づくりのための身体活動基準2013」[3] がその典型例である．このガイドラインは一般成人に対して，健康の保持・増進のために運動・身体活動が勧められるか否か，およびその推奨量を記している．

　ガイドラインの作成プロセスは大きく3段階に分かれる．第1段階では，ガイドラインがカバーする集団，着目する介入，有効性（好ましくない影響も含む）を評価する項目を定める．第2段階では，定めた集団，介入，評価項目に関して網羅的に系統的総説を収集したり，自らレビューをしたりする．第3段階では，系統的総説の結果から推奨を作成する．この作成過程の質がさまざまであり，包括性，客観性，透明性，再現性が高いプロセスをとるべきとの考えが最近では主流となっている．この考えに基づいて，Minds[9] という系統的な枠組みが開発されており，さまざまなガイドラインがMindsに基づいて作成されている．ガイドラインは，通常は個人や個人の研究グループにより作られることは少ない．むしろ学会や公的研究費により支援された研究グループを中心に，複数人の専門家や利害関係者を集めチームを形成し，ガイドラインが作成される．

4. 身体運動科学における疫学の学習機会：まとめに代えて

　本章では身体運動科学における疫学の役割，特徴や主な研究の型について簡潔かつ包括的に解説した．疫学研究で特に留意すべきさまざまなバイアスについても概説した．簡潔さを優先したため，疫学を理解するのに不十分であるのは明らかである．本章を機に少しでも疫学に興味をもった人は，ぜひ他の成書，雑誌特集，セミナー等の学びの機会を活用し，さらなる理解を進めてほしい．著者自身のバイアス（方向性をもった偏り）が多分に含まれるが，お勧めの書籍や教材等を紹介したい．

　入門書として，前述の日本疫学会の「はじめて学ぶやさしい疫学」[5] がお勧めできる．同学会に属する一線の研究者が各項を著しており，基本と全体像をつかむのに適している．中村の「基礎から学ぶ楽しい疫学」[10] も入門書として勧められる．疫学の基本を丁寧に解説した良書である．特に脚注での著者の語り口が面白く，読み物としても秀逸と思う．本章で十分解説できなかったさまざまな疫学指標の理解には，佐藤の「宇宙怪人しまりす医療統計を学ぶ」[11] がお勧めである．宇宙怪人しまりすが地球を征服しにくるストーリーを通じて，種々の疫学指標や研究デザインを平易に解説している．この本も読み物として面白い．身体運動科学における疫学

に特化した和書として熊谷の「健康と運動の疫学入門」[12]と熊谷らの「身体活動・座位行動の科学」[13]がある．洋書では Lee らの「Epidemiologic Methods in Physical Activity Studies」[14]が勧められる．

　書籍以外では，手前味噌になるが 2015 年 6 月〜11 月にかけて雑誌「体育の科学」に掲載した疫学に関する連載[15]を勧めたい．本章でとりあげたトピックをより深く掘り下げている．本章で十分に説明できなかった疫学に特有の諸指標や用語の説明には，日本疫学会の「疫学用語の基礎知識」[16]が役立つ．オンライン公開されており利便性が高い．身体運動科学における疫学を扱う日本運動疫学会では，毎年夏に「運動疫学セミナー」[17]を開催している．同セミナーは 2 泊 3 日の合宿形式で，疫学基礎，研究デザイン，最新トピック等を学ぶ座学と，身体運動科学における疫学研究を計画する実習からなる．これらの学習機会を活用し，理解と実践を進めていただきたい．

　本章を通じて，1 人でも多くの読者が，身体運動科学における疫学研究に興味をもってもらえれば幸いである．そのことが経験則だけでなく，科学的根拠と対象者の価値観が有機的に結びついたトレーニング，コーチング，体育授業，健康運動指導・健康支援が展開され，身体運動の価値のさらなる向上につながることを期待したい．

📖 文　献

1）Morris JN, Heady JA, Raffle PA, et al. Coronary heart-disease and physical activity of work. Lancet, 262: 1053-1057, 1953.

2）Knowler WC, Barrett-Connor E, Fowler SE, et al. Reduction in the incidence of type 2 diabetes with lifestyle intervention or metformin. N Engl J Med, 346: 393-403, 2002.

3）厚生労働省．健康づくりのための身体活動基準 2013．（https://www.mhlw.go.jp/stf/houdou/2r9852000002xple-att/2r9852000002xpqt.pdf，参照日：2019 年 12 月 23 日）

4）日本疫学会監修．はじめて学ぶやさしい疫学 改訂第 3 版．南江堂，2018.

5）Hill AB. The environment and disease: association or causation? Proc R Soc Med, 58: 295-300, 1965.

6）Waller AE, Daniels JL, Weaver NL, et al. Jockey injuries in the United States. JAMA, 283: 1326-1328, 2000.

7）Althoff T, Sosič R, Hicks JL, et al. Large-scale physical activity data reveal worldwide activity inequality. Nature, 547: 336-339, 2017.

8）Zavorsky GS, Smoliga JM. Risk of Concussion for athletes in contact sports at higher altitude vs at sea level: a meta-analysis. JAMA Neurol, 73: 1369-1370, 2016.

9）日本医療機能評価機構．Minds ガイドラインライブラリ．（https://minds.jcqhc.or.jp/，参照日：2019 年 12 月 23 日）

10）中村好一．基礎から学ぶ楽しい疫学 第 4 版．医学書院，2020.

11）佐藤俊哉．宇宙怪人しまりす医療統計を学ぶ．岩波書店，2005.

12）熊谷秋三編．健康と運動の疫学入門−エビデンスに基づくヘルスプロモーションの展開−．医学出版，2008．

13）熊谷秋三，田中茂穂，藤井宣晴編．身体活動・座位行動の科学−疫学・分子生物学から探る健康−．杏林書院，2016．

14）Lee I-Min, ed. Epidemiologic Methods in Physical Activity Studies. Oxford University Press, 2008.

15）中田由夫．疫学的研究手法とは−体育科学における全体像−．体育の科学，65：441−444，2015．

16）日本疫学会：疫学用語の基礎知識．（https://jeaweb.jp/glossary/，参照日：2019 年 12 月 23 日）

17）日本運動疫学会．運動疫学セミナー．（http://jaee.umin.jp/seminar.html，参照日：2019 年 12 月 23 日）

[数字]

100 m 走　20
30 km の壁　36
3 次元 DLT 法　128
3 次元データ　114
Ⅰ型コラーゲン　156, 157
Ⅱ型コラーゲン　156
Ⅲ型コラーゲン　157

和文索引

あ行

アイソメトリックス　22
アキレス腱　16, 25, 26, 132, 133,
　　137, 138, 139, 145
アグリカン　156, 164, 165
圧力中心　137, 140
アデノシン三リン酸　2
アメリカスポーツ医学会　51
アライメントチェック　177, 181
アルペンスキー　123
安静時心電図検査　175
安全対策　172

意思決定　99
異質性　195
萎縮　49, 54, 75, 179
一次運動野　84
一次的制動要素　153
一貫性　194
一酸化窒素　86
遺伝的素因　184
移動運動　91, 93
因果関係　184
因果の逆転　190
インターバル運動　34

ウォームアップ　12
羽状角　3, 4, 5, 6, 11, 13
羽状筋　5, 6, 11, 13, 140
腕エルゴメータ　64
運動学　75, 78, 111
　　──シナジー　77
運動学習　83, 85
運動器　177
　　──損傷　177, 179, 181
運動機能障害　60

運動構築の階層　92
運動障害　64
運動スキル　90
　　──発達　92
運動・スポーツ参加　173, 175,
　　176
運動制御　96, 99, 115
運動制限　171, 175
運動前野　74
運動ニューロン　63, 72, 79
運動発達　91
運動負荷試験　173, 175
運動部活動　190
運動不足　61
運動方程式　132, 134, 145, 146
運動野機能地図　70
運動誘発電位　67, 68, 69

映像解析　109
疫学　183
　　──指標　197
エネルギー供給　26, 32, 40, 46
エネルギー効率　94
エネルギー代謝　29, 110
エネルギー密度　44
エビデンスレベル　187, 190
エラスチン　157, 164
炎症期　158

横断研究　22, 188, 190
応力緩和　158
応力変位曲線　157
置鍼　26
オッズ比　185
オリンピック　60
温熱刺激　26
温熱療法　25

か行

カーネル法　142
介在ニューロン　72, 79
外傷　177
外側コンパートメント　161
回転棒課題　81
解糖系　30, 34, 39, 40, 41
ガイドライン　183, 196

介入研究　187
改変期　158, 160
外力　9. 110, 112, 124, 147, 153,
　　156, 158
過学習　141
科学的根拠　186
学習効果　192
角速度　2, 8, 9, 12, 13, 18, 111,
　　114, 122, 143
下肢麻痺　62
加速度センサ　122, 124
下腿三頭筋　133
脚気　186
体のバネ　131, 137, 140
観察研究　187
慣性センサ　113, 114, 118, 122,
　　123
慣性モーメント　146
関節　152
　　──弛緩性テスト　177, 178,
　　181
　　──トルク　3, 4, 7, 8, 9, 11,
　　12, 13, 17, 18, 112, 114
　　──不安定性　179, 180
　　──包　152
　　滑膜──　152
　　可動──　152, 153
　　不動──　152
冠動脈疾患　61

機械学習　126, 131, 140, 144, 145
危険因子　170, 173, 178, 179
危険性　169, 170, 171
記述疫学研究　188
記述研究　187
基礎研究　186
拮抗筋　7, 13, 17, 95
キネティクス　111, 114, 115
キネマティクス　105, 111, 113,
　　114, 115
機能解剖学　107
機能的脳画像検査法　66
基本検査項目　169, 173
逆ダイナミクス　112, 139
脚長　124, 125
客観性　197

急性障害　169
強化学習　141, 144
競技特性　179, 180
競技力向上　177, 181
教師あり学習　141
教師なし学習　141
共振　135, 138, 140, 147
強制振動　131, 140
協調運動　92, 95
協調構造　77
協働筋　7, 13
胸部 X 線検査　175
起立性低血圧　64
筋萎縮　75, 179
近遠法則　92
筋横断面積　3, 11
筋温　11, 12
筋活動　12, 72, 76, 77, 84, 94, 138
筋機能　15, 18, 21
筋緊張　65, 76, 93
筋厚　13
筋グリコーゲン　36, 44, 46, 47
筋原線維　36
筋腱複合体　7, 13, 18, 133, 134,
　135, 136, 139, 145, 146
筋骨格モデル　119, 120, 143, 144
筋収縮の滑り説　5
近赤外分光法　25, 110
筋節　5
筋線維　3, 4, 5, 6, 7, 8, 10, 11, 12,
　13, 36, 110, 131, 133, 134, 137
　——組成　11
　——長　18
筋束　7, 8, 11, 13, 138, 139, 140
筋たんぱく質　49, 51
　——合成効果　55
　——合成速度　51, 52
緊張　92, 93, 100
　——性頸反射　65
　心理的——　93
　予備——　12
筋電図　4, 18, 76, 84, 110, 139
筋量　21, 49, 51, 53
筋力系競技　44, 49
筋力トレーニング　49, 51, 52,
　63, 137

クラス分け　60
クリープ　158
グリコーゲン　30, 36, 44, 53
　——超回復　45
　——ローディング　45, 46
グルコース　30, 47
グルタミン酸受容体デルタ 2 型
　79
車椅子バスケットボール　59
クレアチンリン酸　32, 33, 40
クロスブリッジ　3, 5, 6, 8, 10

経頭蓋磁気刺激法　67
系統的総説　183, 197
けが　54
血液検査　174
血液循環　24, 27
血液量　26
血行野　163
血中乳酸濃度　32
血糖　45
血流　25
研究疑問　195
研究デザイン　187
健康管理　173, 176
　——システム　169
検索式　195
原始反射　90
腱障害　15, 25, 26
腱靭帯付着部　155
腱スティフネス　20, 21, 22
腱組織　2, 16, 110, 131, 132, 133,
　134, 137, 140
腱張力　146
腱膜　16
減量　54, 174

行為　93, 98, 99
後角　161
高強度インターバルトレーニン
　グ　39
高強度運動　29, 33, 34, 41, 42
後十字靭帯　152, 158
剛体モデル　110
高糖質食　45
後頭頂連合野　84

興奮性シナプス　79, 81
公平性　195
交絡因子　191
コーディネーション　97
国際オリンピック委員会　51
国際パラリンピック委員会　58
個人差　184
骨格筋　2, 4, 11, 44, 45, 49, 54,
　55, 63, 72, 77
骨端症　179
骨付着部　155
コネクチン　6
コホート研究　183, 191
固有位置覚　162
固有筋力　3
固有周期　133
固有振動　132, 135, 137, 138, 147
コラーゲン　163, 164
　——原線維　153
　——細線維　153, 160
　——線維　22, 152, 153, 160
　——線維束　154
　——代謝　25
　——分子　153

さ行

再現性　195, 197
最終産物　39
再生医療　65
細胞外マトリクス　159, 163
サポートベクトルマシン　141,
　142
サルコメア　5, 6, 11
　——長　5
酸化活性　32
酸化系　40, 41
酸素消費　26, 29, 32
　——量　42
酸素摂取量　21, 29, 31, 33, 42
酸素飽和度　26
三大栄養素　44

視覚　97, 100
　——障害　60
　——的注意　92
自覚症状　171, 172, 175

弛緩　94
肢間協調　86
時間的先行性　185, 190
持久系競技　44
持久的運動　31, 35, 45, 49
持久的トレーニング　22, 38
脂質　44
ジストニア　84
姿勢　3, 7, 62, 73, 92, 97, 99, 111, 124
　　——制御　74, 75, 76, 92, 111
　　立位——　91, 178
下オリーブ核　83
膝伸筋　20
肢内協調　77
シナジー　92
ジニ係数　188
シミュレーション　106, 112, 116, 118, 119, 120, 140, 143, 144
　　コンピュータ——　2
　　動力学——　87
地面反力　132
シャーピー線維　156
ジャイロセンサ　122
社会実装　188
雀啄　26
ジャンパー膝障害　155, 156
収縮様式　24
収縮要素　133, 135, 136
縦断研究　188
自由度　97
修復反応　158
熟練スキル　94
主成分分析　142, 148
主働筋　7, 13, 17, 18, 20, 84
受動張力　6
障害物回避歩行課題　84
硝子軟骨　152
小脳　74, 76, 77, 84
　　——疾患患者　85
　　——虫部　74
症例対照研究　188
書字　92
叙述的総説　195
触覚　97

自律神経過反射　64
事例集積　188
事例報告　188
心エコー　173
心筋　37, 38
　　——梗塞　175
神経回路　95, 96
神経筋骨格モデル　87
神経制御機構　73
心血管系疾患　169, 172
心疾患　172
　　虚血性——　172, 173, 175
　　先天性——　172
新生児　90
深層学習　141
深層強化学習　141, 143
心臓　29, 93, 175
　　——病　183
靭帯　152, 153, 154, 160
　　——再建術　155
身体計測　173
伸張性収縮　9, 10, 25
伸張性トレーニング　24
伸張速度　17
伸張 - 短縮サイクル　18, 20, 23, 24
心電図　172
伸展性　24

随意運動　72
随意最大筋力　4
垂直跳　20, 119, 121, 189
スイング動作　106
スクリーニング　169, 173
スクワットジャンプ　122
スタティクス　111
スティフネス　8, 16, 23, 25, 132, 137
ストレス　170, 179
スポーツ技術　105
スポーツドリンク　47
スポーツバイオメカニクス　104, 105, 107, 108, 110, 118, 126, 131

生化学検査　174

生活習慣病　60
整形外科的テスト　179, 180
正則化　142
生体イメージング技術　2
生態学的研究　188, 194
生態学的誤謬　190
生理学的横断面積　4, 13
赤核脊髄路　72
赤色分光法　25
脊髄運動ニューロン　66
脊髄小脳失調症 1 型　82
脊髄小脳失調症 3 型　74
脊髄小脳変性症　74
脊髄小脳ループ　77, 78
脊髄小脳路　77
脊髄損傷　63
積分誤差　122
石灰化軟骨層　156
絶食　34
接触面積　165
接地時間　131, 138
線維芽細胞　153, 159
線維軟骨細胞　164
線維軟骨層　155, 156
前角　161
前距腓靭帯　152
前十字靭帯　152, 158, 178
前庭脊髄路　72

相関関係　185
相関係数　185
走効率　21
増殖期　158, 159
相対性理論　108
相転移　95
層別化　191
足底屈筋　16, 18, 21
速筋線維　3, 11, 37, 38

た行
体温調節障害　64
体幹筋　94, 95
体肢間協調運動　96
体脂肪　44
代謝型グルタミン酸受容体 1 型　81

対照群　193
代償性変化　70
体性感覚野　87
大腿脛骨関節　161
大腿膝蓋関節　161
タイチン　6
耐糖能異常　61
大動脈破裂　172
タイトネステスト　177, 179, 181
ダイナミクス　111, 112
大脳皮質運動野　74
代表性　188
タイミング　47, 53, 94
脱力　94
多変量解析　191
単関節運動　2, 8, 10
単関節筋　19, 119
短距離走　32
単群試験　192, 193
単収縮挿入法　4
短縮性収縮　19, 24
短縮速度　9, 10, 11, 13, 18, 134, 138
単振動　132
炭水化物　44
弾性　7, 8, 110, 143, 154, 156, 157, 164
　　——エネルギー　16, 19, 24
たんぱく質　44, 49

地域相関研究　188
知覚　96
力–速度関係　9, 10, 13, 15, 131, 134, 135, 137
遅筋線維　3, 11, 37, 38
知的障害　60
中距離走　32
中枢性　27
中枢パターン発生器　77
超音波法　2, 15
聴覚　97
長期抑圧　81, 82, 83, 86
長時間運動　31, 36, 46, 47
跳躍能　23
張力　154
直列弾性要素　134, 146

ディープニューラルネットワーク　118, 126
デジタイズ　126

糖化　36
統合研究　187
動作解析　105, 114, 115
動作系列　93
糖質　44
　　——制限食　45
　　——摂取量　48
等尺性筋力発揮　137
等尺性最大張力　3, 5
等尺性膝伸展運動　22
等尺性収縮　3, 10, 12, 16, 17, 19, 22
等尺性トレーニング　23
登上線維　86
　　——終末　83
等速性収縮　9, 13
到達運動　91, 99
到達動作　76
等張力性収縮　9, 10
糖尿病　36, 183, 192
頭尾法則　91, 99
糖分解　30, 33, 35, 37, 40
　　——活性　32
動脈硬化　172, 173
透明性　195, 197
ドーパミン　62
突然死　171, 172, 175
トルク　2, 3, 4, 7, 8, 9, 11, 12, 13, 113, 143, 146
　　——解析　105

な行

内側コンパートメント　161
内側側副靭帯　158
内側半月　161
長さ–力関係　5, 6, 7, 8, 10

二関節筋　19, 119
二次の制動要素　153
日常生活動作　63
乳酸　29, 39
　　——産生　31, 34

乳児　91
ニューロリハビリテーション　65
尿検査　174

寝返り　92
粘弾性　15, 157

脳血管障害　62
脳血流調節　63
脳梗塞　62
脳出血　62, 172
脳性麻痺　64, 65, 67
脳卒中　69

は行

パーキンソン病　62
バイアス　188, 197
　　交絡——　191, 194
　　出版——　196
　　選択——　188
　　認知——　99
バイオメカニクス　106, 107, 118, 145
背外側系　72
背側脊髄小脳路　77, 78
バイタルサイン　173, 174
把持反射　90
バネ–質量系　133, 134, 136
パラリンピック　57, 60, 70
鍼　26
バリスティック収縮　12
パワー　10, 12
半月　152, 161, 165
　　——細胞　163
　　——辺縁　166
　　外側——　161
反動効果　20
反動動作　121, 131, 140
反復運動　93

ヒアルロン酸　164, 165
皮質脊髄路　72
ヒステリシス　16, 23
非石灰化線維軟骨層　156
非線形分離　142

肥大型心筋症　172, 175
ビタミン B_1　186
ヒト生体　15
腓腹筋　16
肥満　61, 173, 188, 189, 190
費用対効果　171, 173, 175
標本抽出　188
ヒラメ筋　7, 16, 112, 133
ピルビン酸　31, 33, 37

不安　94
フィードバック　173, 176, 177, 181
　　──制御　73
フィードフォワード制御　73, 86, 112
フィブリン塊　159
フィラメント　36
フォレストプロット　195
複合関節運動　20
腹側脊髄小脳路　79
腹内側系　72
不整脈　173, 174, 175
ブドウ糖　47
プライオメトリックス　22, 23
プラセボ効果　192
プルキンエ細胞　75, 79, 82, 86
フルクトース　47
フレイル　192
プロテインサプリメント　53, 54
プロテオグリカン　164
プロブレムリスト　176, 177
分解　49
分析研究　187
分離型トレッドミル　85, 86

平均への回帰　193
ペースメーカー　35

包括性　197
方策勾配法　144
ホーソン効果　192
歩行　7, 18, 57, 62, 73, 91, 109, 112, 138, 141, 175
　　──運動　77, 90

──失調　83
──制御　77
──反射　90
仮想──　78
ポストポリオ症候群　63
ホスホフルクトキナーゼ　32
ホッピング　134
ポリオ　63

ま行

マラソン　35, 42
慢性障害　169

ミオシン ATPase　11
ミオシン重鎖　11
ミトコンドリア　3, 30, 33, 37, 41

無血行野　163
無酸素運動　30, 33, 34, 40
無負荷反射　13

メタ解析　183, 195, 196
メディカルチェック　177, 169, 170, 171, 172, 173
　　整形外科的──　169, 170, 177, 181
　　内科的──　169, 170, 171, 172, 173, 175, 176

網様体脊髄路　72
網羅性　195
モーションキャプチャ　109, 113, 114
　　マーカーレス──　118, 126, 129
モーメントアーム　17
　　──長　4, 11, 13
目標到達運動　73
持ち越し効果　194
モノカルボン酸トランスポーター　37
問診票　173

や行

社会経済要因　190

ヤング率　16

有効質量　132, 138
有酸素運動　33, 62
有酸素性作業能　63, 64

用量反応性　185
予測的姿勢調節　73

ら行

ランダム化比較試験　183, 186, 193
　　非──　192, 194
ランニング　32, 109

理学所見　173, 176
力学　96, 107, 108, 145
　　──系　96
　　──的エネルギー　132
　　──的刺激　24
　　──的特性　15, 27
　　運動──　111
　　生体──　145
　　静──　111
　　弾性体──　108
　　動──　111
　　ニュートン──　96, 108
　　量子──　108
　　流体──　108
陸上短距離　21
陸上長距離　21, 23
リスク　98
　　──比　185
リハビリテーション　25, 57, 70
リンクセグメントモデル　110
リンクモデル　108

レジスタンストレーニング　22

老化　193

欧文索引

adapted physical activity　57, 59

APAs（anticipatory postural adjustments）　73

ATP　2, 11, 29, 33, 36, 40, 41
　　――-CP 系　40, 41
　　――再合成　34
　　――産生　31
　　――分解酵素　11

B モード超音波装置　138

Cbln1 ノックアウトマウス　79, 80

corticospinal tract　72

CPG（central pattern generator）　77

crimp pattern　154

DALEEDS（disability-associated low energy expenditure deconditioning syndrome）　61

direct insertion　155

DSCT（dorsal spinocerebellar tract）　77

dynamical systems　96

dystonia　84

ecological fallacy　190

enthesis　155, 160

epiligament　155

fibrocartilaginous enthesis　155

fibrous enthesis　155

fictive locomotion　78

fMRI　66, 67, 68

GluD2　79, 82, 83

GNSS（global navigation satellite system）　122

GPS　114

Hill の基準　185, 190

ho15J マウス　79, 80

I／O 曲線　67

indirect insertion　155

intralimb coordination　77

iPS 細胞　65

kinematic synergy　77

knee-in toe-out　178

Learning to Run　143

linear 相　16

liner region　157

MCT1　37, 38

MCT4　37, 38

MEP（motor evoked potential）　67, 68, 69

mGluR1（metabotropic glutamate receptor subtype 1）　81
　　――ノックアウトマウス　81, 82
　　――レスキューマウス　82

Minds　197

MRI　2

NAD　33

OpenSim　143

PCA（principal component analysis）　148

PGC-1*a*（peroxisome proliferator-activated receptor gamma co-activator）　38

RCT（randomized controlled trial）　183, 192, 194
　　クラスター――　192
　　クロスオーバー――　192, 194
　　並行群間――　192

reticulospinal tract　72

rubrospinal tract　72

SCA1（spinocerebellar ataxia type 1）　82

SCA3（spinocerebellar ataxia type 3）　74
　　――Tg マウス　75, 76

SCD（spinocerebellar degeneration）　74

spinocerebellar loop　77

splitbelt treadmill　85

tide mark　156

TMS　67, 68

toe region　157

vestibulospinal tract　72

VSCT（ventral spinocerebellar tract）　77

2020年10月20日　第1版第1刷発行

身体運動科学アドバンスト
定価(本体2,800円+税)　　　　　　　　　　　　　　　　　　検印省略

編　者　東京大学大学院総合文化研究科
　　　　身体運動科学研究室 ©
発行者　太田　康平
発行所　株式会社　杏林書院
　　　　〒113-0034　東京都文京区湯島4-2-1
　　　　Tel　03-3811-4887(代)
　　　　Fax　03-3811-9148
　　　　http://www.kyorin-shoin.co.jp

ISBN 978-4-7644-1216-3　C3047　　　　　　　三報社印刷／川島製本所
Printed in Japan
乱丁・落丁の場合はお取り替えいたします.